O'tkir Karanar Sindromda Tashxislash Usullari Va Differensial Diagnostika Qilish Taktikasi

(Monografiya)

Umarov Botir Axmadaliyevich
Omonov Azimbek G'ayrat O'g'li

O'tkir Karanar Sindromda Tashxislash Usullari Va Differensial Diagnostika Qilish Taktikasi

by: Umarov Botir Axmadaliyevich

Omonov Azimbek G'ayrat O'g'li

Edition: November '2025

Publisher:

Taemeer Publications LLC (Michigan, USA / Hyderabad, India)

ISBN 978-93-6908-519-4

9 789369 085194

Book	:	O'tkir Karanar Sindromda Tashxislash Usullari Va Differensial Diagnostika Qilish Taktikasi
Author	:	Umarov Botir Axmadaliyevich Omonov Azimbek G'ayrat O'g'li
Publisher	:	Taemeer Publications
Year	:	'2025
Pages	:	154
Title Design	:	*Taemeer Web Design*

KIRISH

O‘tkir koronar sindrom bugungi kunda kardiologiya amaliyotining eng dolzarb va murakkab muammolaridan biri hisoblanadi. Dunyo bo‘yicha yurak-qon tomir kasalliklari orasida o‘limning yetakchi sabablari orasida turuvchi ushbu sindrom ko‘plab mamlakatlarda ijtimoiy-iqtisodiy yukni oshirmoqda. Yurak ishemik kasalliklari fonida yuzaga keladigan o‘tkir koronar sindrom har qanday yoshdagi bemorda uchrashi mumkin bo‘lsada, ko‘pincha o‘rta va katta yoshli shaxslarda, xavf omillari yuqori bo‘lganlarda ko‘proq qayd etiladi. Ushbu patologiyaning asosida koronar arteriyalarda aterosklerotik jarayon, tromboz va spazm kabi patogenetik mexanizmlar yotadi. Aterosklerotik blyashkaning yorilishi yoki eroziyalanishi natijasida qon oqimida trombotsitlar agregatsiyasi va koagulyatsiya tizimining faollashuvi yuzaga keladi, bu esa tromb hosil bo‘lishiga, o‘z navbatida, koronar oqimning keskin chegaralanishi yoki to‘xtashiga olib keladi. Shu jarayonning klinik natijasi sifatida bemorda o‘tkir miokard ishemiyasi, stenokardiya xurujlari yoki miokard infarkti rivojlanadi.

O'tkir koronar sindromning tashhisi klinik tibbiyotda eng mas'uliyatli bosqichlardan biri hisoblanadi, chunki bemorga to'g'ri tashxis qo'yish va o'z vaqtida davolash choralarini ko'rish bevosita uning hayotini saqlab qolish imkoniyatini belgilaydi. Ko'p hollarda ushbu sindromning ilk klinik belgilari boshqa yurak kasalliklari yoki hatto yurak bilan bog'liq bo'lmagan kasalliklarning simptomlariga o'xshab ketadi. Masalan, o'tkir koronar sindromni o'tkir aorta diseksiyasi, o'pka arteriyasi tromboemboliyasi, plevrit yoki nevrologik kasalliklardan farqlash zarur bo'ladi. Shu bois tashhislash usullarini chuqur o'rganish, ularni amaliyotda samarali qo'llash va differensial diagnostika taktikasi tibbiy faoliyatning muhim tarkibiy qismidir.

Bugungi kunda o'tkir koronar sindromni tashhislashda kompleks yondashuv qo'llaniladi. Bunda bir tomondan, bemorning shikoyatlari va anamneziga asoslangan klinik baholash olib borilsa, boshqa tomondan, zamonaviy laborator va instrumental tekshiruv usullari yordamida ishonchli dalillar to‘planadi. Ayniqsa, yurak mushaklari shikastlanishini ko‘rsatuvchi biomarkerlar – troponinlar, kreatinfosfokinaza MB fraksiyasi kabi laborator ko‘rsatkichlar tashxis qo‘yishda juda katta ahamiyatga ega. Shu bilan birga, elektrokardiografiya eng oddiy, ammo samarali usul bo‘lib, ko‘pincha dastlabki yordam ko‘rsatish jarayonida hal qiluvchi rol o‘ynaydi. Shu o‘rinda bemorning hayotini saqlab qolishda tezkorlik, tashxis qo‘yishda aniq algoritmlarga amal qilish va shifokorlarning yetarli klinik tajribaga ega bo‘lishi juda katta ahamiyat kasb etadi.

O‘tkir koronar sindromning tashhislashda eng katta qiyinchiliklardan biri – bu uning klinik ko‘rinishlarining xilma-xilligidir. Ayrim bemorlarda ko‘krak sohasida tipik bosuvchi yoki ezuvchi og‘riqlar kuzatilsa, boshqalarida og‘riq juda kuchsiz yoki umuman bo‘lmasligi mumkin. Ayniqsa, qariyalar, ayollar va qandli diabet bilan og‘riganlarda noan’anaviy belgilarning ustunligi tashxisni murakkablashtiradi. Shuningdek, ayrim hollarda o‘tkir koronar sindromning ilk belgisi sifatida hushdan ketish, aritmiya yoki yurak yetishmovchiligi klinikasi kuzatilishi mumkin. Shuning uchun tashxis qo‘yishda faqat bitta belgiga emas, balki barcha mavjud ma'lumotlarning yig'indisiga asoslanish talab qilinadi.

Mazkur monografiyada o'tkir koronar sindromni tashhislash usullari batafsil tahlil qilinadi. Avvalo, ushbu sindromning nazariy asoslari, etiopatogenezi va klinik tasnifi ko'rib chiqiladi. Keyingi boblarda esa tashxis qo'yishda qo'llaniladigan klinik, laborator va instrumental usullar keng yoritiladi. Nihoyat, differensial diagnostika masalalariga alohida e'tibor qaratilib, boshqa kasalliklardan ajratishda shifokor uchun muhim bo'lgan nuqtalar ko'rsatib o'tiladi. Differensial diagnostikaning amaliy ahamiyati shundaki, noto'g'ri tashxis qo'yish natijasida bemorga noto'g'ri davolash usuli qo'llanishi mumkin, bu esa ba'zi hollarda hayot uchun xavf tug'diradi. Shu sababli o'tkir koronar sindromni aniq tashxislash va boshqa kasalliklardan to'g'ri farqlash tibbiy yordamning sifatini belgilovchi eng muhim omillardan biri hisoblanadi.

O'zbekiston va butun dunyoda yurak-qon tomir kasalliklarining yuqori tarqalganligi, ularning asoratlari tufayli nogironlik va o'lim ko'rsatkichlarining yuqoriligi shifokorlardan o‘tkir koronar sindrom masalasiga chuqur e’tibor qaratishni talab qiladi. Shu bois ushbu monografiya nafaqat talabalarga, balki amaliyotchi shifokorlarga ham mo‘ljallangan bo‘lib, ularga o‘tkir koronar sindrom tashhisi va differensial diagnostikasida yordam berishni maqsad qiladi. Yangi bilimlar, zamonaviy yondashuvlar va amaliy tavsiyalar ushbu mavzuni yanada dolzarb qiladi.

O‘tkir koronar sindromni chuqur o‘rganish bugungi kunda kardiologiya va ichki kasalliklar sohasidagi eng muhim yo‘nalishlardan biri sanaladi. Bu holatning dolzarbligi, avvalo, uning keng tarqalganligi va yuqori o‘lim ko‘rsatkichlari bilan bog‘liq. Statistik ma’lumotlarga ko‘ra, rivojlangan davlatlarda ham, rivojlanayotgan mamlakatlarda ham yurak-qon tomir kasalliklari umumiy o‘lim sabablarining katta qismini tashkil etadi. Ulardan eng xavflilari orasida o‘tkir koronar sindrom alohida o‘rin egallaydi. Bu sindromning birdaniga paydo bo‘lishi, ko‘pincha og‘ir klinik oqibatlarga olib kelishi va favqulodda yordam ko‘rsatishni talab qilishi tibbiy amaliyotda uni alohida o‘rinda turishga majbur etadi. Shuningdek, zamonaviy sharoitda o‘tkir koronar sindromning tashxisida yuqori aniqlik va tezkorlikni ta'minlaydigan usullarni joriy qilish sog'liqni saqlash tizimining asosiy vazifalaridan biridir.

Mazkur sindromning klinik ko'rinishlari ko'pincha xilma-xilligi bilan ajralib turadi. An'anaviy ravishda ko'krak qafasida og'riq bo'lishi eng muhim belgi sifatida qaralsa-da, har doim ham ushbu alomat kuzatilmaydi. Ba'zan bemorlar nafas qisishi, umumiy holsizlik, ko'ngil aynishi yoki epigastral sohada og'riq kabi nonspecific simptomlar bilan shifokorga murojaat qiladi. Ayrim hollarda o'tkir koronar sindromning ilk belgisi sifatida yurak ritmining buzilishi yoki hatto to'satdan hushdan ketish kuzatiladi. Shunday vaziyatlarda tashxis qo'yish yanada murakkablashadi va shifokordan klinik tafakkur, tajriba hamda zamonaviy diagnostik imkoniyatlardan samarali foydalanishni talab qiladi. Shu nuqtai nazardan, o'tkir koronar sindrom tashxisida faqat klinik belgilar emas, balki laborator va instrumental tekshiruvlar majmuasi hal qiluvchi rol o'ynaydi.

Tashhislash jarayonida laborator biomarkerlarning ahamiyati juda katta. Troponin I va T darajasi yurak mushaklari shikastlanishini aniq ko'rsatib beradigan ishonchli belgilar sifatida keng qo'llanadi. Ushbu markerlarning yuqoriligi, ayniqsa, EKG natijalari bilan birgalikda baholansa, tashxis qo'yishda deyarli xatolik ehtimolini kamaytiradi. Shu bilan birga, EKG tekshiruvlari o'tkir koronar sindromning turini aniqlashda muhimdir. Masalan, ST segmentining ko'tarilishi yoki depressiyasi, yangi paydo bo'lgan T tishchasi o'zgarishlari shifokorga tezkor xulosa chiqarish imkonini beradi. Zamonaviy davrda ultratovushli tekshiruv, kompyuter tomografiyasi va magnit-rezonans tomografiya kabi qo'shimcha usullar ham tashxisning aniqligini oshirishda yordamchi vosita sifatida qo'llanilmoqda.

Differensial diagnostika o'tkir koronar sindrom tashxisining ajralmas qismidir. Chunki ko'krak qafasidagi og'riqlar turli xil boshqa kasalliklarda ham uchraydi. Masalan, o'pka arteriyasi tromboemboliyasi, aorta diseksiyasi, plevrit, interkostal nevralgiya, qizilo'ngach kasalliklari yoki hatto psixosomatik buzilishlar klinik jihatdan o'tkir koronar sindromni eslatishi mumkin. Shu sababli shifokor bemor holatini har tomonlama tahlil qilishi, klinik belgilarni solishtirishi va laborator hamda instrumental natijalarni puxta o‘rganishi zarur. Noto‘g‘ri tashxis qo‘yilishi nafaqat davolashning samarasizligiga olib keladi, balki bemorning hayotini xavf ostida qoldirishi mumkin. Shuning uchun differensial diagnostika klinik amaliyotda o‘ta mas’uliyatli bosqich sifatida qaraladi.

O‘tkir koronar sindromni o‘z vaqtida aniqlash va to‘g‘ri tashxislash bemor hayotini saqlab qolish imkoniyatini sezilarli darajada oshiradi. Amaliy tajribalar shuni ko‘rsatadiki, tezkor tashxis qo‘yish va shoshilinch davolash choralarini ko‘rish miokardning katta qismini saqlab qolish, yurak yetishmovchiligi va aritmiyalar kabi asoratlarning oldini olishda asosiy omildir. Shu bois, ushbu monografiyada o‘tkir koronar sindromni tashhislashning barcha asosiy jihatlari keng yoritiladi. Bunda klinik ko‘rsatkichlar, laborator biomarkerlar, instrumental tekshiruvlar natijalari va ular asosida ishlab chiqilgan diagnostik algoritmlar batafsil ko‘rib chiqiladi. Shuningdek, boshqa kasalliklardan farqlash taktikasi, tashxis qo‘yishda uchraydigan murakkab vaziyatlar va ularni hal etish yo‘llari ham o‘rganiladi.

Shu tarzda mazkur ishning maqsadi nafaqat nazariy bilimlarni tizimlashtirish, balki amaliyotchi shifokorlar uchun foydali qo'llanma yaratishdir. O'tkir koronar sindrom tashhisi bo'yicha yondashuvlarni mukammal o'zlashtirish orqali bemorlarni samarali va tezkor davolash imkoniyati ortadi, shuningdek, kasallik oqibatida yuzaga kelishi mumkin bo'lgan asoratlar sezilarli darajada kamayadi. Monografiya talaba, rezident va amaliyotchi shifokorlar uchun ilmiy-amaliy qo'llanma sifatida xizmat qiladi. Shu orqali tibbiyot amaliyotida o'tkir koronar sindrom tashhisi va differensial diagnostikasining zamonaviy yondashuvlarini chuqur anglash va to'g'ri tatbiq etish imkoniyatini yaratadi.

I BOB. O'TKIR KORONAR SINDROMNING NAZARIY ASOSLARI

1.1. O'tkir koronar sindrom tushunchasi, etiologiyasi va patogenezi

O'tkir koronar sindrom tushunchasi bugungi zamonaviy kardiologiyada muhim klinik va ilmiy-amaliy kategoriyalardan biri hisoblanadi. Bu atama ostida yurak mushagiga qon oqimining keskin chegaralanishi yoki to'liq to'xtashi natijasida yuzaga keladigan klinik holatlar majmuasi tushuniladi. Ushbu sindromga miokard infarkti va beqaror stenokardiya kiradi, ya'ni ular bir xil patofiziologik asosga ega bo'lib, faqat klinik ko'rinishi va oqibatlari bilan farqlanadi. O'tkir koronar sindromning eng asosiy xususiyati uning birdaniga rivojlanishi, tezkor tashxis va shoshilinch davolash choralarini talab etishidir. Agar bunday chora ko'rilmasa, bemorning hayotiga jiddiy xavf tug'iladi, hatto to'satdan o'lim ham yuz berishi mumkin.

O‘tkir koronar sindromning etiologiyasini ko‘rib chiqilganda, asosiy sabab sifatida koronar arteriyalardagi aterosklerotik jarayon ko‘zga tashlanadi. Yurak tomirlarida aterosklerotik blyashkalar hosil bo‘lishi asta-sekin yuzaga keladi va bu holat uzoq vaqt davomida klinik belgilarsiz kechishi mumkin. Ammo ma’lum bir sharoitlarda blyashkaning yorilishi yoki eroziyalanishi yuz beradi. Yorilgan blyashka yuzasida qon ivish tizimi faollashadi, trombotsitlar agregatsiyasi kuchayadi va tromb hosil bo‘ladi. Natijada, tomir bo‘shlig‘i keskin torayib qoladi yoki to‘liq berkiladi. Qon oqimining bu tarzda to‘silib qolishi miokard to‘qimasiga kislorod yetib borishini cheklaydi, bu esa o‘z navbatida ishemiyaga olib keladi. Ishemik jarayon bir necha daqiqa davom etsa, miokard faoliyati buziladi, ammo qaytar jarayon sifatida saqlanib qolishi mumkin. Ammo qon oqimi yetarlicha tez tiklanmasa, 20–30 daqiqa ichida miokard hujayralarida nekroz jarayoni boshlanadi va miokard infarkti rivojlanadi.

Etiologik jihatdan o‘tkir koronar sindromning asosiy sabablari ateroskleroz va tromboz bo‘lsa-da, boshqa omillar ham bu jarayonni tezlashtirishi yoki qo‘zg‘atishi mumkin.

Masalan, arterial gipertenziya, qandli diabet, dislipidemiya, chekish, semirish va jismoniy faollikning yetishmasligi eng muhim xavf omillari hisoblanadi. Shuningdek, stress holatlari, haddan tashqari psixoemotsional zo'riqish, sovuqda uzoq vaqt qolish yoki og'ir jismoniy mehnat ham o'tkir koronar sindrom rivojlanishiga sabab bo'lishi mumkin. Ayrim hollarda koronar arteriyalarning spazmi ham o'tkir ishemiyani keltirib chiqaradi, bu esa Prinzmetal stenokardiyasi deb ataladigan klinik holat bilan bog'liq bo'ladi. Bunda tomir devorining reflektor torayishi qon oqimini keskin kamaytiradi va miokard ishemiyasini yuzaga keltiradi.

Patogenezga to'xtaladigan bo'lsak, o'tkir koronar sindromda asosiy jarayon bu koronar qon oqimining izdan chiqishi va miokard to'qimasining kislorod yetishmovchiligidir. Jarayonning boshlanishida aterosklerotik blyashkaning morfologik o'zgarishi turadi. Blyashka yuzasining yorilishi yoki eroziyalanishi trombotsitlarning yopishib qolishiga va ular orqali biologik faol moddalar, jumladan tromboksan A2, serotonin va adenozin difosfat ajralib chiqishiga olib keladi. Ushbu moddalar esa o'z navbatida yangi trombotsitlarni jalb etadi va agregatsiyani yanada kuchaytiradi. Shu bilan birga, koagulyatsiya kaskadi ishga tushadi va fibrin iplarining hosil bo'lishi natijasida tromb barqarorlashadi. Agar tromb koronar arteriyani butunlay berkitib qo'ysa, miokardning ma'lum qismi qon ta'minotisiz qoladi va nekrozga uchraydi. Agar tromb faqat qisman to'sib qo'ysa, qon oqimida sezilarli kamayish kuzatiladi, natijada beqaror stenokardiya klinikasi namoyon bo'ladi.

Patogenetik mexanizmlar faqat tromboz bilan cheklanmaydi. Ba'zan blyashka atrofida mahalliy yallig'lanish jarayoni kuzatiladi. Endotelial hujayralar shikastlanganda yallig'lanish mediatorlari – interleykinlar, tumor nekroz omili va boshqa sitokinlar ajralib chiqadi. Bu esa tomir devorining yanada zaiflashishiga, trombotsitlar yopishishi va tromb hosil bo'lishiga qulay sharoit yaratadi. Shu sababli, bugungi kunda o'tkir koronar sindromni faqat aterosklerotik jarayonning oqibati deb emas, balki murakkab yallig'lanish-trombotik sindrom sifatida ham baholash qabul qilingan.

Bu jarayonlarda vegetativ nerv tizimining o'rni ham muhim. Kuchli stress yoki adrenergik faollikning ortishi koronar tomirlarda spazmni kuchaytirishi, yurak urish tezligini oshirishi va miokardning kislorodga bo‘lgan ehtiyojini orttirishi mumkin. Agar bu sharoitda koronar oqim yetarli bo‘lmasa, ishemik jarayon tezda chuqurlashadi. Natijada, klinik jihatdan og‘ir stenokardiya xuruji yoki miokard infarkti rivojlanadi. Shuningdek, qandli diabetda kuzatiladigan mikroangiopatiya va dislipidemiya blyashkaning tezroq barqarorligini yo‘qotishiga va yorilish ehtimolining yuqoriligiga olib keladi. Bu esa diabetli bemorlarda o‘tkir koronar sindromning og‘ir kechishini izohlaydi.

O‘tkir koronar sindrom tushunchasi keng qamrovli bo‘lib, unda etiologik jihatdan ateroskleroz, tromboz, spazm va boshqa omillar, patogenezda esa koronar qon oqimining buzilishi, ishemiya va nekroz asosiy o‘rin tutadi. Bu jarayonlarning murakkabligi va o‘zaro chambarchas bog‘liqligi klinik tashxis qo‘yishda hamda davolash taktikasini tanlashda alohida e’tibor talab qiladi.

O‘tkir koronar sindromning etiologiyasi va patogenezini yanada chuqurroq tahlil qilganda, ushbu jarayonning murakkab va ko‘p bosqichli mexanizmlarga asoslanganini ko‘ramiz. Etiologik omillar orasida ateroskleroz yetakchi o‘rin tutadi, biroq uni shakllantiruvchi jarayonlar murakkab bo‘lib, ko‘plab xavf omillari bilan uzviy bog‘liqdir. Ateroskleroz yurak qon tomirlarining ichki qavatida yog‘, xolesterin va boshqa lipidlarning to‘planishi natijasida blyashka hosil bo‘lishi bilan xarakterlanadi. Blyashkaning shakllanishi jarayonida endotelial disfunksiya muhim rol o‘ynaydi. Endoteliy normal sharoitda qon tomir tonusini me’yorlashtiruvchi, antitrombotik va yallig‘lanishga qarshi xususiyatlarga ega. Ammo yuqori qon bosimi, tamaki tutuni, yuqori xolesterin, diabet yoki surunkali stress kabi omillar ta’sirida endoteliy funksiyasi buziladi. Bu holat tomir devorida lipoproteinlar to‘planishi, oksidlanishi va immun tizimi tomonidan yallig‘lanish reaktsiyasi sifatida qabul qilinishiga olib keladi. Natijada blyashka asta-sekin shakllanadi va vaqt o‘tishi bilan uning ustki qavati noziklashib, yorilish ehtimoli ortadi.

O‘tkir koronar sindromning rivojlanishida blyashka barqarorligining buzilishi hal qiluvchi ahamiyatga ega. Blyashkaning yorilishi vaqtida ichidagi ateromatoz material qon oqimiga chiqib ketadi va kuchli trombogen ta’sir ko‘rsatadi. Qon plazmasidagi koagulyatsiya omillari tezda faollashadi, trombotsitlar esa bu sohada yopishib, agregatsiyaga uchraydi. Bir necha daqiqa ichida qon oqimi jiddiy cheklanishi yoki to‘liq to‘silishi mumkin. Shuning uchun ham o‘tkir koronar sindrom birdaniga, hech qanday ogohlantirishsiz boshlanishi bilan xavflidir. Bu jarayon o‘z navbatida miokardning ishemiyasini kuchaytiradi va agar vaqtida to‘xtatilmasa, nekrozga olib keladi.

Shu bilan birga, ba’zi hollarda blyashka yorilishi kuzatilmasa ham, uning yuzasida eroziya bo‘lishi mumkin. Bunda blyashkaning yuzasi endoteliy bilan qoplanmay qoladi va bu joy ham tromb hosil bo‘lishiga qulay sharoit yaratadi. Bu holatlar ham o‘tkir koronar sindromga olib keladi, ammo ularning klinik kechishi biroz farq qilishi mumkin. Blyashka eroziyasi ko‘proq yosh ayollarda uchrashi va ba’zan klinik jihatdan beqaror stenokardiya ko‘rinishida namoyon bo‘lishi qayd etilgan.

Patogenezda yana bir muhim jihat – bu miokardning kislorodga bo‘lgan ehtiyoji va yetkazib berilayotgan kislorod miqdori o‘rtasidagi nomutanosiblikdir. Normal sharoitda yurak faoliyati ortganda, masalan, jismoniy mashqlar yoki stress paytida, koronar arteriyalar kengayadi va mushakka ko‘proq kislorod yetkaziladi. Ammo ateroskleroz yoki tromb tufayli bu mexanizm buziladi, natijada yurak mushagining ehtiyoji qondirilmaydi. Ishemiya jarayoni chuqurlashgan sari miokardda metabolik buzilishlar yuz beradi: anaerob glikoliz kuchayadi, sut kislotasi to‘planadi, membrana ion nasoslari ishi izdan chiqadi va hujayralarda kalsiy yig‘ila boshlaydi. Bu esa kardiositlarning qisqaruvchanlik qobiliyatini kamaytiradi va nekroz jarayonini tezlashtiradi.

Shuningdek, o‘tkir koronar sindromda yurakning elektr faolligi ham sezilarli darajada buziladi. Ishemiyaga uchragan miokard o‘choqlarida depolyarizatsiya va repolyarizatsiya jarayonlari tartibsiz kechadi, bu esa aritmiyalarga, hatto to‘satdan yurak o‘limiga olib kelishi mumkin. Shu bois ushbu sindromda faqat mexanik qon oqimi buzilishi emas, balki elektr faoliyatidagi o‘zgarishlar ham katta xavf tug‘diradi. Aritmiyalar ko‘pincha o‘tkir davrning dastlabki soatlarida kuzatiladi va ular ko‘plab bemorlarda asosiy o‘lim sabablaridan biri hisoblanadi.

Etiologiyada merosiy omillarni ham inkor qilib bo'lmaydi. Ayrim odamlar genetik jihatdan yuqori xolesterin darajasi, gipertenziya yoki tromb hosil bo'lishiga moyillik bilan tug'iladi. Bu esa ularni yoshligidanoq yurak-qon tomir kasalliklariga sezgir qiladi. Shu sababli o'tkir koronar sindrom nafaqat tashqi, balki ichki biologik omillarning ham o'zaro ta'siri natijasi ekanligi ilmiy tadqiqotlarda qayd etilgan.

Patogenezni yakuniy xulosa sifatida umumlashtirganda, o'tkir koronar sindrom – bu aterosklerotik blyashkaning yorilishi yoki eroziyasi, tromb hosil bo'lishi, koronar arteriyaning spazmi va miokardning kislorod yetishmovchiligi natijasida yuzaga keladigan murakkab jarayonlar majmuasidir. Ushbu jarayonlarning har biri klinik manzaraga o'ziga xos ta'sir ko'rsatadi. Ba'zan blyashkaning qisman torayishi beqaror stenokardiyani yuzaga keltirsa, to'liq to'silib qolishi miokard infarktiga olib keladi. Shuning uchun o'tkir koronar sindromni yagona patofiziologik asosda ko'rish mumkin: u turli darajadagi koronar oqim buzilishi va uning oqibatida yuzaga keladigan ishemik zararlanishdir.

Natijada, o'tkir koronar sindromning etiologiyasi va patogenezi ko'p qirrali bo'lib, klinik amaliyotda tashxis va davolash yondashuvlarini belgilashda alohida ahamiyat kasb etadi. Ushbu mexanizmlarni chuqur anglash shifokorga bemorning holatini tez va aniq baholash, differensial diagnostika o'tkazish va samarali davolash strategiyasini tanlash imkonini beradi.

1.2. Epidemiologiya va xavf omillari

O'tkir koronar sindromning epidemiologiyasi va xavf omillari masalasi tibbiy statistika, sog'liqni saqlash siyosati va klinik amaliyotda eng muhim yo'nalishlardan biri hisoblanadi. Ushbu sindrom nafaqat klinik jihatdan og'ir oqibatlarga olib kelishi, balki keng tarqalganligi, nogironlik va o'lim ko'rsatkichlarini yuqori darajada shakllantirishi bilan ham jahon sog'liqni saqlash tizimiga katta yuk soladi. Statistik ma'lumotlarga ko'ra, har yili dunyo bo'yicha millionlab insonlarda o'tkir koronar sindrom kuzatiladi va bu ko'rsatkich yurak-qon tomir kasalliklari orasida yetakchi o'rinlardan birini egallaydi. O'lim sabablarini tahlil qilganda, ushbu sindrom ko'pincha birinchi o'rinda turadi yoki boshqa yurak kasalliklari bilan birgalikda umumiy ko'rsatkichni keskin oshiradi. Shu sababli epidemiologik ko'rsatkichlarni o'rganish nafaqat nazariy ahamiyatga, balki amaliy jihatdan ham juda katta ahamiyatga ega.

Ko'plab mamlakatlarda o'tkir koronar sindromning tarqalishi turlicha bo'lsa-da, umumiy tendensiya sifatida uning yuqori darajada qolayotgani kuzatilmoqda. Rivojlangan davlatlarda sog'lom turmush tarzini targ'ib qilish, erta diagnostika va zamonaviy davolash usullarini joriy etish tufayli o'lim ko'rsatkichlarida nisbiy kamayish kuzatilmoqda. Ammo rivojlanayotgan davlatlarda, xususan, sog'liqni saqlash tizimi yetarlicha rivojlanmagan hududlarda ushbu ko'rsatkich yuqori bo'lib qolmoqda. O'zbekiston va Markaziy Osiyoning boshqa mamlakatlarida ham yurak-qon tomir kasalliklari, jumladan, o'tkir koronar sindrom yetakchi o'lim sabablari qatorida turadi. Bu holat profilaktika choralarini kuchaytirish, xavf omillarini kamaytirish va aholini sog'lom turmush tarziga o'rgatish zarurligini ko'rsatadi.

Epidemiologik tahlillar shuni ko'rsatadiki, o'tkir koronar sindrom asosan o'rta va katta yoshdagi aholida ko'proq uchraydi. Erkaklar orasida bu sindrom erta yoshda, ayollarga qaraganda ancha ko'p qayd etiladi. Buning sababi sifatida jinsiy gormonlar farqi, xususan, ayollarda menopauzaga qadar estrogenlarning himoya qiluvchi ta'siri ko'rsatiladi. Ammo menopauza davridan so'ng ayollarda ham ushbu kasallik tez-tez uchray boshlaydi. Shu jihatdan qaraganda, 50 yoshdan yuqori ayollar va 40 yoshdan yuqori erkaklar ushbu sindrom uchun eng xavfli guruh hisoblanadi.

Epidemiologiyada yana bir muhim jihat – bu xavf omillarining tarqalishi va ularning kombinatsiyasi. Masalan, chekish, gipertenziya va qandli diabet kabi omillar birgalikda mavjud bo'lsa, o'tkir koronar sindrom rivojlanish ehtimoli keskin oshadi. Har bir omilning o'zi alohida xavf tug'diradi, biroq ular birgalikda qo'shilib ta'sir qilganda natija yanada og'ir bo'ladi. Bu omillarni o'rganish shifokorlarga profilaktika choralarini to'g'ri yo'naltirish imkonini beradi.

So'nggi yillarda dunyoda urbanizatsiya, noto'g'ri ovqatlanish, jismoniy harakatsizlik va psixologik stressning ortishi natijasida yurak-qon tomir kasalliklarining tarqalishi ko'payib bormoqda. Shahar hayoti sharoitida yog'li va yuqori kaloriyali ovqat iste'moli, ko'p vaqtni kompyuter va televizor qarshisida o'tkazish, jismoniy faollikning yetishmasligi ateroskleroz jarayonini tezlashtiradi. Bundan tashqari, doimiy stress gormonal tizimni izdan chiqarib, qon bosimini oshiradi va yurak faoliyatiga salbiy ta'sir ko'rsatadi. Shu sababli zamonaviy epidemiologik tahlillarda nafaqat an'anaviy xavf omillari, balki turmush tarziga oid omillar ham katta ahamiyat kasb etmoqda.

Xavf omillarining yana bir guruhi – bu irsiy omillar. Agar birinchi darajali qarindoshlarda erta yoshda yurak-qon tomir kasalliklari aniqlangan bo'lsa, bunday shaxsda o'tkir koronar sindrom rivojlanish ehtimoli yuqori bo'ladi. Bu holat genetik moyillikning muhim rolini ko'rsatadi. Ayniqsa, lipoproteinlar almashinuvidagi buzilishlar, trombotsitlarning yuqori reaktivligi va endotelial disfunksiya genetik asoslangan omillar sifatida ko'rib chiqiladi. Epidemiologik kuzatuvlar shuni ko'rsatadiki, irsiy omillar va tashqi xavf omillari birgalikda ta'sir qilganda kasallik rivojlanishi tezlashadi va og'ir kechadi.

Aytish mumkinki, o‘tkir koronar sindromning epidemiologiyasi global miqyosda jiddiy muammo bo‘lib qolmoqda. Uning tarqalishi ko‘plab mamlakatlarda yuqori bo‘lib, ijtimoiy va iqtisodiy oqibatlari katta ahamiyatga ega. Shu bois xavf omillarini aniqlash, ularni kamaytirish va aholi orasida sog‘lom turmush tarzini targ‘ib qilish kasallikning oldini olishda eng samarali choralar sifatida qaralmoqda.

O‘tkir koronar sindromning xavf omillari ko‘p qirrali bo‘lib, ular orasida an’anaviy va zamonaviy guruhlarga bo‘linib o‘rganiladi. An’anaviy xavf omillariga arterial gipertenziya, qandli diabet, dislipidemiya, chekish, ortiqcha vazn va semirish kiradi. Zamonaviy xavf omillari esa psixososial stress, surunkali yallig‘lanish, uyqu buzilishlari va ekologik omillar bilan bog‘liqdir. Har bir omilning patogenetik mexanizmlarini o‘rganish kasallikni erta aniqlash va samarali profilaktika chora-tadbirlarini ishlab chiqishga xizmat qiladi.

Arterial gipertenziya o‘tkir koronar sindrom rivojlanishida yetakchi omillardan biridir. Qon bosimining doimiy oshishi koronar arteriyalar devorlariga ortiqcha yuk tushiradi, endotelial disfunksiya yuzaga keladi va aterosklerotik blyashkalar hosil bo‘lishi tezlashadi. Ayniqsa, nazorat qilinmagan gipertenziyasi bo‘lgan bemorlarda blyashkaning yorilishi, tromboz hosil bo‘lishi va natijada o‘tkir koronar sindrom rivojlanish xavfi yuqoridir. Statistik tahlillarda yurak-qon tomir kasalliklari bo‘lgan bemorlarning yarmidan ko‘pi uzoq muddatli gipertenziyaga ega ekanligi qayd etiladi.

Qandli diabet ham eng muhim xavf omillardan biridir. Diabetik bemorlarda glyukoza almashinuvi buzilishi bilan bir qatorda lipoproteinlarning sifati o‘zgaradi, qon ivish tizimida disbalans yuz beradi va mikroangiopatiya rivojlanadi. Bu o‘zgarishlar koronar qon aylanishini sezilarli darajada buzadi. Diabet bilan og‘rigan bemorlarda o‘tkir koronar sindromning rivojlanish ehtimoli diabet bo‘lmaganlarga qaraganda 2–4 baravar yuqori. Bundan tashqari, bunday bemorlarda kasallik ko‘proq og‘ir kechishi va asoratlar tez-tez kuzatilishi bilan farqlanadi.

Dislipidemiya aterosklerozning asosiy sababi sifatida o‘tkir koronar sindromning shakllanishiga bevosita ta’sir qiladi.

Xolesterinning yuqori miqdorda bo'lishi, xususan past zichlikdagi lipoproteinlarning ko'payishi arteriyalar devorida blyashka hosil bo'lishini kuchaytiradi. Shu bilan birga, yuqori zichlikdagi lipoproteinlarning kamligi esa bu jarayonning oldini olish imkoniyatini pasaytiradi. Epidemiologik tadqiqotlarda xolesterin darajasi yuqori bo'lgan shaxslarda koronar yurak kasalligi ikki baravar ko'p aniqlanadi. Shu sababli qon lipidlarini nazorat qilish profilaktikaning asosiy yo'nalishlaridan biri hisoblanadi.

Chekish ham yurak-qon tomir kasalliklari orasida keng tarqalgan xavf omili bo'lib, u nikotin va boshqa zaharli moddalar orqali endotelial disfunksiyani kuchaytiradi, qonning ivish xususiyatlarini o'zgartiradi va trombozga moyillikni oshiradi. Chekuvchilarda yurak xurujlari va o'tkir koronar sindromning boshqa shakllari chekmaydiganlarga qaraganda ikki-uch baravar ko'proq uchraydi. Hatto passiv chekish ham salbiy ta'sir ko'rsatishi mumkinligi ilmiy jihatdan isbotlangan. Shu bois chekishga qarshi kurash dasturlari global sog'liqni saqlash siyosatida alohida o'rin tutadi.

Ortiqcha vazn va semirish esa zamonaviy jamiyatning eng katta muammolaridan biri sifatida ko‘rilmoqda. Semirishda yog‘ to‘qimasida metabolik sindrom shakllanadi, insulinga rezistentlik yuz beradi, arterial bosim oshadi va dislipidemiya rivojlanadi. Bu jarayonlar koronar arteriyalarning aterosklerotik jarayonlarga moyilligini kuchaytiradi. Hozirgi kunda semirish global epidemiya sifatida qaralmoqda va o‘tkir koronar sindrom xavfini sezilarli darajada oshirmoqda.

Psixososial omillar ham kasallikning rivojlanishida muhim o‘rin tutadi. Doimiy stress, depressiya, surunkali charchoq va ijtimoiy qo‘llab-quvvatlashning yetishmasligi yurak faoliyatiga salbiy ta’sir qiladi. Stress gormonlari – kortizol va adrenalinning ko‘pligi yurak urish tezligini oshiradi, qon bosimini yuqori darajada ushlab turadi va koronar qon aylanishini yomonlashtiradi. Shu sababli zamonaviy tibbiyotda ruhiy salomatlikni mustahkamlash yurak kasalliklari profilaktikasining ajralmas qismi hisoblanadi.

Ekologik omillar ham e’tibordan chetda qolmaydi. Havoning ifloslanishi, noqulay iqlim sharoitlari va zararli ishlab chiqarish muhitida ishlash o‘tkir koronar sindromning tarqalishiga salbiy ta’sir ko‘rsatadi. Ayniqsa, havodagi chang, uglerod oksidi va boshqa toksik moddalar qon tomir devorlariga zarar yetkazib, yallig‘lanish jarayonlarini kuchaytiradi. Bu esa ateroskleroz rivojlanishini tezlashtiradi.

Yuqoridagi omillarni hisobga olganda, o‘tkir koronar sindromning oldini olish faqat tibbiy muolajalar bilan cheklanmaydi. Bu jarayon kompleks yondashuvni talab qiladi. Sog‘lom turmush tarzini targ‘ib qilish, jismoniy faollikni oshirish, to‘g‘ri ovqatlanish madaniyatini shakllantirish, stressni boshqarish va ekologik muhitni sog‘lomlashtirish profilaktikaning asosiy yo‘nalishlari bo‘lishi kerak. Shuningdek, irsiy xavf omillari mavjud shaxslarda muntazam tibbiy ko‘riklar o‘tkazish va biomarkerlar yordamida erta tashxis qo‘yish ham kasallikning og‘ir oqibatlarini kamaytirishga xizmat qiladi.

O‘tkir koronar sindromning epidemiologiyasi keng qamrovli muammo bo‘lib, u turli hududlar, yosh guruhlari va jinsiy tafovutlarga qarab farq qiladi. Xavf omillari esa ko‘p sonli va bir-biri bilan chambarchas bog‘liqdir. Har bir xavf omilini aniqlash va bartaraf etish kasallikning tarqalish darajasini kamaytirishga yordam beradi. Shu sababli zamonaviy kardiologiyada epidemiologik yondashuv va xavf omillarini chuqur o‘rganish klinik amaliyotda muhim ahamiyat kasb etadi.

1.3. Klinik ko‘rinishlari va tasnifi

O‘tkir koronar sindrom klinik amaliyotda turlicha ko‘rinishlarga ega bo‘lib, bemorning ahvolini to‘g‘ri baholash va kechikmasdan tashxis qo‘yish uning hayotini saqlab qolishda muhim ahamiyatga ega. Klinik ko‘rinishlarni o‘rganishda shifokor nafaqat umumiy simptomlarni, balki ularning rivojlanish dinamikasini, davomiyligini, og‘irlik darajasini va boshqa kasalliklardan farqlash mumkin bo‘lgan belgilarni ham hisobga olishi lozim. O‘tkir koronar sindrom odatda yurak arteriyalaridagi aterosklerotik blyashkaning yorilishi yoki eroziyasi oqibatida tromb hosil bo‘lishi bilan bog‘liq bo‘lib, koronar qon oqimi keskin cheklanganda miokard ishemiyasi yuzaga keladi. Shu sababli klinik belgilar asosan ishemiyaning darajasi, joylashuvi va davomiyligiga qarab o'zgaradi.

Eng ko'p uchraydigan klinik belgisi – bu ko'krak qafasida paydo bo'ladigan og'riqdir. Bunday og'riq ko'pincha to'satdan boshlanadi, siquvchi, bosuvchi yoki kuydiruvchi xarakterda bo'lib, chap qo'lga, yelkaga, bo'yin yoki jag' sohasi tomon tarqalishi mumkin. Og'riq odatda 20 daqiqadan ortiq davom etadi va oddiy nitroglitserin tabletkasi bilan to'liq yo'qolmaydi. Shuningdek, ba'zi bemorlarda og'riq qorin yuqori qismiga yoki belga tarqalib, noaniq klinik manzara berishi mumkin. Shu bois ko'plab bemorlar dastlab gastroenterologik muammolar deb o'ylab, kechikib murojaat qiladilar.

Klinik ko'rinishlar orasida nafas qisilishi ham muhim o'rin tutadi. Yurakning chap qorinchasida ishemik jarayon kuchayganda, uning qisqarish qobiliyati pasayadi va o'pka qon aylanishi buziladi. Natijada bemorda nafas olish qiyinlashadi, hansirash paydo bo'ladi, og'ir hollarda esa o'pka shishi rivojlanishi mumkin. Bu simptom ayniqsa keksalarda va qandli diabetli bemorlarda og'riqsiz miokard infarkti holatlarida asosiy shikoyat sifatida uchraydi.

O‘tkir koronar sindromda vegetativ simptomlar ham kuzatiladi. Bemorlar ko‘pincha kuchli qo‘rquv, tashvish, sovuq terlash, bosh aylanishi yoki hushdan ketish holatlarini boshdan kechiradilar. Ushbu belgilar vegetativ asab tizimining keskin faollashishi va miokard ishemiyasining og‘irligidan dalolat beradi. Ayrim hollarda birinchi klinik namoyon bo‘lishi aritmiyalar, xususan qorinchalarning fibrillyatsiyasi yoki atrioventrikulyar blokadalar bo‘lishi mumkin. Bu esa ko‘pincha to‘satdan yurak o‘limi holatlariga sabab bo‘ladi.

Klinik ko‘rinishlar yosh, jins va hamroh kasalliklarga qarab ham turlicha bo‘ladi. Masalan, yosh erkaklarda odatda klassik ko‘krak og‘riqlari uchrasa, ayollarda va keksalarda noan’anaviy belgilar – nafas qisilishi, ko‘ngil aynishi, zaiflik, qorindagi noqulaylik ustun bo‘ladi. Diabet bilan og‘rigan bemorlarda esa og‘riqsiz yoki kam sezilarli og‘riqli shakllar tez-tez uchraydi, bu esa tashxisni qiyinlashtiradi va kasallik og‘ir kechishiga olib keladi.

O‘tkir koronar sindromning klinik ko‘rinishlari tasniflashda muhim asos bo‘lib xizmat qiladi. Klinik va laborator belgilar asosida u uch asosiy shaklga bo‘linadi: ST segmenti ko‘tarilgan miokard infarkti, ST segmenti ko‘tarilmagan miokard infarkti va beqaror stenokardiya. Ushbu tasnif koronar qon oqimidagi buzilish darajasi va miokard shikastlanishi ko‘lamiga qarab belgilanadi. Aynan shu tasnif davolash taktikasini tanlashda ham asosiy mezon bo‘lib xizmat qiladi.

Beqaror stenokardiya klinik ko‘rinishlarda ko‘proq ko‘krak og‘rig‘i bilan namoyon bo‘ladi, ammo bu holatda troponin kabi biomarkerlar oshmaydi va nekroz belgilarini ko‘rsatmaydi. Bu kasallik asosan o‘tkir koronar sindromning eng yengil shakli hisoblanadi, biroq davolashsiz qolsa, tez orada miokard infarktiga o‘tishi mumkin. ST segmenti ko‘tarilmagan miokard infarkti esa og‘riq simptomlari bilan birga laborator ko‘rsatkichlarda yurak mushaklarining shikastlanishini ko‘rsatadigan biomarkerlarning oshishi bilan tavsiflanadi. ST segmenti ko‘tarilgan miokard infarkti esa eng og‘ir shakl bo‘lib, EKGda aniq ko‘tarilish qayd etiladi va keng miqyosli miokard nekrozi yuz beradi.

Ko‘rinib turibdiki, o‘tkir koronar sindromning klinik manzarasi juda xilma-xil bo'lishi mumkin. Shifokor bemorni ko'rishda har bir belgini diqqat bilan tahlil qilishi, klassik va noan'anaviy ko'rinishlarni hisobga olishi zarur. Zero, erta tashxis qo'yish va to'g'ri tasniflash bemorning hayotini saqlab qolishda hal qiluvchi ahamiyatga ega.

O'tkir koronar sindromning klinik ko'rinishlari va tasnifi haqida gap ketganda, nafaqat asosiy belgilarga, balki ularning kechish xususiyatlariga, og'irlik darajalariga va tashxis qo'yishda yordam beruvchi qo'shimcha alomatlarga ham alohida e'tibor berish lozim. Chunki bu kasallikning klinik manzarasi har bir bemorda turlicha bo'lishi mumkin. Masalan, ba'zi bemorlarda kuchli og'riqlar yetakchi belgilar bo'lsa, boshqalarda vegetativ yoki asoratlarga xos belgilar ustunlik qilishi mumkin. Shu bois klinik ko'rinishlarni mukammal o'rganish kasallikning erta aniqlanishida va to'g'ri davolash yo'lini tanlashda muhim ahamiyat kasb etadi.

O'tkir koronar sindromni tasniflashda zamonaviy kardiologiya klinik belgilarga, elektrokardiografiya natijalariga va laborator ko'rsatkichlarga tayangan holda uchta asosiy turini ajratadi. Birinchi tur – bu beqaror stenokardiya. Beqaror stenokardiyada yurak mushaklari nekrozi rivojlanmaydi, ammo koronar qon oqimida jiddiy buzilish kuzatiladi. Bemor ko‘krak sohasida kuchli og‘riqdan shikoyat qiladi, lekin qon zardobida troponin yoki kreatinfosfokinaza darajasi oshmaydi. Bu shaklning xavfi shundaki, davolash kechiktirilsa, u tez orada miokard infarktiga o‘tib ketishi mumkin. Shuning uchun beqaror stenokardiya o‘tkir koronar sindromning ogohlantiruvchi bosqichi sifatida qaraladi.

Ikkinchi tur – bu ST segmenti ko‘tarilmagan miokard infarkti. Bu turda miokardning qisman nekrozi sodir bo‘ladi. Elektrokardiogrammada ST segmenti ko‘tarilishi kuzatilmaydi, ammo T tishchasi o‘zgaradi yoki depressiya qayd etiladi. Eng muhim belgisi shundaki, qon zardobida yurak mushaklariga xos bo‘lgan troponinlar yoki boshqa biomarkerlarning miqdori oshadi. Klinik belgilar beqaror stenokardiyaga o‘xshash bo‘lsa-da, laborator tahlillar farqlash imkonini beradi. ST segmenti ko‘tarilmagan miokard infarkti og‘ir kechishi, tez-tez qaytalanishi va asoratlar berishi bilan xavfli hisoblanadi.

Uchinchi tur – bu ST segmenti ko‘tarilgan miokard infarkti. Bu eng og‘ir shakl bo‘lib, miokard mushaklarida keng ko‘lamli nekroz sodir bo‘ladi. Elektrokardiogrammada ST segmenti ko‘tarilishi aniqlanadi va ko‘pincha patologik Q tishchasi paydo bo‘ladi. Klinik belgilar o‘ta og‘ir bo‘lib, ko‘krak qafasida to‘satdan paydo bo‘lgan, uzoq davom etuvchi, kuchli siquvchi og‘riq yetakchi o‘rin tutadi. Og‘riq chap qo‘l, bo‘yin, jag‘ va yelka tomon tarqaladi, bemor o‘lim qo‘rquvi va kuchli tashvish his qiladi. Ushbu shakl ko‘pincha yurak yetishmovchiligi, aritmiyalar, kardiogen shok kabi asoratlar bilan murakkablashadi.

Klinik ko‘rinishlarni tasniflash shifokorga davolash taktikasi haqida qaror qabul qilishda muhim yordam beradi. Masalan, ST segmenti ko‘tarilgan miokard infarktida koronar arteriyani imkon qadar tezroq ochish, ya’ni revaskulyarizatsiya qilish talab qilinadi. Aks holda, keng ko‘lamli miokard nekrozi rivojlanib, bemorning hayotiga bevosita xavf tug‘iladi. ST segmenti ko‘tarilmagan miokard infarktida esa dori vositalari bilan agressiv davolash, bemorni kuzatish va zarurat tug‘ilganda invaziv usullarni qo‘llash tavsiya etiladi. Beqaror stenokardiyada esa asosan og‘riqlarni bartaraf qilish, trombotsitlarga qarshi vositalar qo‘llash va xavf omillarini keskin kamaytirish asosiy maqsad bo‘ladi.

O‘tkir koronar sindromning klinik tasnifi nafaqat tashxis qo‘yishda, balki kasallikning prognozini aniqlashda ham yordam beradi. Masalan, beqaror stenokardiyada prognoz nisbatan yaxshi bo‘lsa-da, u infarktga o‘tish xavfi tufayli doimiy nazoratni talab qiladi. ST segmenti ko‘tarilmagan miokard infarktida prognoz o‘rtacha darajada bo‘lib, asoratlar va qaytalanish xavfi yuqori. ST segmenti ko‘tarilgan miokard infarktida esa prognoz ko‘p hollarda og‘ir kechadi, chunki keng miokard nekrozi yurak mushaklarining qayta tiklanmas darajada shikastlanishiga olib keladi.

Shuningdek, klinik ko‘rinishlarda noan’anaviy belgilar ham kuzatilishi mumkin. Masalan, ayrim bemorlarda asosiy simptomlar og‘riq emas, balki nafas qisilishi, ko‘ngil aynishi, qusish, kuchli zaiflik yoki bosh aylanishi bo‘lishi mumkin. Bu holat ayniqsa qandli diabeti bo‘lgan bemorlarda va keksalarda tez-tez uchraydi. Shuningdek, ayollarda yurak xuruji ko‘pincha noan'anaviy belgilar bilan namoyon bo'lib, tashxisni qiyinlashtiradi. Shifokor bunday hollarda ham klinik sezgirlikka ega bo'lishi, har bir shikoyatni chuqur tahlil qilishi lozim.

O'tkir koronar sindromni tasniflashda yana bir muhim jihat – bu asoratlarning klinik ko'rinishlari. Yurak ritmining buzilishi, o'tkir yurak yetishmovchiligi, qon aylanishining keskin pasayishi, hushdan ketish va to'satdan o'lim kabi holatlar sindromning eng xavfli namoyon bo'lishlari hisoblanadi. Shuning uchun klinik amaliyotda shifokor faqat asosiy belgilarni emas, balki asoratlarni ham kuzatib borishi kerak.

Yuqorida keltirilgan klinik ko'rinishlar va tasnifni umumlashtirib aytish mumkinki, o'tkir koronar sindrom bir xil sabablardan kelib chiqsa ham, har bir bemorda turlicha namoyon bo'ladi. Shu sababli tashxis qo'yishda har bir detal muhim hisoblanadi. Klinik belgilarni to'g'ri baholash, ularni tasnifga solish va zamonaviy tashxis usullari bilan birgalikda qo'llash bemorning hayotini saqlab qolishda hal qiluvchi rol o'ynaydi.

Xulosa qilib aytganda, o'tkir koronar sindromning klinik ko'rinishlari keng qamrovli va xilma-xildir. Ularni tasniflash tashxisni aniq qo‘yish va davolashni to‘g‘ri yo‘naltirishda asosiy mezon bo‘lib xizmat qiladi. Shifokor klinik tafakkurni chuqur qo‘llab, har bir belgini e’tiborsiz qoldirmasligi lozim. Zero, bu kasallikning o‘z vaqtida aniqlanishi ko‘plab insonlarning hayotini saqlab qolishga imkon beradi.

II BOB. O‘TKIR KORONAR SINDROMNI TASHHISLASH USULLARI

2.1. Klinik tashxis: anamnez, fizik tekshiruv va simptomlar tahlili

O‘tkir koronar sindromda klinik tashxis qo‘yish jarayoni murakkab va ko‘p bosqichli bo‘lib, unda bemor haqida yig‘ilgan har bir ma’lumot katta ahamiyat kasb etadi. Tashxisning birinchi bosqichi bemorning shikoyatlari va anamnezini batafsil yig‘ishdir. Shifokor avvalo bemorning og‘riq xususiyatiga e’tibor qaratadi. Ko‘krak qafasidagi og‘riqning boshlanish vaqti, davomiyligi, tarqalishi, og‘riqning qanday omillar ta’sirida kuchayishi yoki kamayishini aniqlash zarur. Klassik tarzda o‘tkir koronar sindromda og‘riq to‘satdan boshlanadi, siquvchi yoki bosuvchi xarakterda bo‘ladi, chap qo‘l, bo‘yin yoki jag‘ tomonga tarqaladi va 20 daqiqadan ortiq davom etadi. Biroq shifokor bu belgilar har doim ham aniq bo‘lishini kutmasligi lozim, chunki ayrim bemorlarda og‘riq o‘zgacha ko‘rinishda bo‘lishi mumkin.

Anamnez yig‘ishda shuningdek bemorning hayot tarzi, kasbiy faoliyati, irsiy xususiyatlari, ilgari o‘tkazgan kasalliklari, muntazam qabul qilayotgan dori vositalari haqida to‘liq ma’lumot olish kerak. Agar bemorda ilgari gipertenziya, qandli diabet, dislipidemiya yoki yurak-qon tomir kasalliklari kuzatilgan bo‘lsa, bu o‘tkir koronar sindrom rivojlanish xavfini keskin oshiradi. Bundan tashqari, bemorning chekish odati, alkogol iste’moli, jismoniy faolligi yoki stressga bo‘lgan ta’sirchanligi haqida ham savollar berish zarur. Bu ma’lumotlar tashxisni aniqroq qo‘yish va bemor hayotini baholash imkonini beradi.

Fizik tekshiruv tashxis qo‘yishda keyingi bosqich hisoblanadi. Tekshiruv bemor umumiy ahvolini baholashdan boshlanadi. Shifokor bemorning rangi oqarib ketganini, sovuq ter bosganini yoki havoni yetarli darajada ololmayotganini ko‘rishi mumkin. Yurak faoliyatini auskultatsiya qilganda turli xil tovushlar, aritmiyalar yoki yurak yetishmovchiligi belgilari aniqlanishi ehtimoli mavjud. Shu bilan birga, o‘pkada shovqinlar yoki o‘pka shishi belgilari eshitilishi mumkin. Bu belgilar yurakning chap qorincha faoliyati yetarli emasligidan dalolat beradi.

Fizik tekshiruvda qon bosimi, yurak urish tezligi va nafas olish chastotasini o‘lchash ham katta ahamiyatga ega. Ko‘plab hollarda o‘tkir koronar sindrom bilan kelgan bemorlarda arterial gipertenziya qayd etiladi, ammo ba’zan arterial bosim keskin pasayishi ham mumkin, bu esa kardiogen shok rivojlanayotganidan darak beradi. Yurak urish tezligi turlicha bo‘lishi mumkin: tachikardiya, bradikardiya yoki yurak ritmining keskin buzilishi kuzatiladi. Bunday belgilar tashxisni tasdiqlash bilan birga, prognozni baholashda ham muhim rol o‘ynaydi.

Simptomlarni tahlil qilish jarayonida shifokor nafaqat klassik belgilarni, balki noan’anaviy alomatlarni ham hisobga olishi lozim. Masalan, keksa yoshdagi bemorlarda yoki qandli diabet bilan og‘riganlarda asosiy shikoyatlar ko‘krak og‘rig‘i emas, balki umumiy zaiflik, nafas qisilishi, ko‘ngil aynishi yoki qorindagi noqulaylik bo‘lishi mumkin. Bu esa tashxisni qiyinlashtiradi va shifokordan yuqori klinik sezgirlikni talab qiladi.

Shuningdek, shifokor og‘riqni boshqa turdagi ko‘krak og‘riqlaridan farqlay bilishi kerak. Masalan, mushaklararo nevralgiya yoki qovurg'alararo mushaklarning zo'riqishi natijasidagi og'riq ko'krak qafasida kuchayishi mumkin, biroq bunday og'riq odatda jismoniy harakat bilan bog'liq bo'ladi va yurak bilan aloqasi bo'lmaydi. O'tkir koronar sindromdagi og'riq esa ko'pincha dam olish vaqtida ham davom etadi va jismoniy faoliyat bilan aloqasi aniq emas. Shu tarzda simptomlarni farqlash shifokorga tashxis qo'yishda yordam beradi.

Klinik tashxis jarayonida yana bir muhim jihat – bu bemorning shaxsiy kuzatuvlari va shifokor savollariga aniq javoblari. Ba'zan bemor og'riqning boshlanish vaqtini, qanday vaziyatda kuchayganini yoki qanday dori vositalari yordam berganini aniq eslaydi. Bu ma'lumot tashxis uchun juda qimmatli hisoblanadi. Shuningdek, bemor ilgari ham shunday og'riqlarni boshidan kechirganmi yoki bu birinchi marta sodir bo'lyaptimi, degan savolga javob topish zarur. Chunki avval ham kuzatilgan o'tkir epizodlar kasallikning qaytalash xususiyatini ko'rsatishi mumkin.

O'tkir koronar sindromni klinik tashxislashda umumiy ko'rinishda og'riqning intensivligi, davomiyligi va tarqalishi yetakchi belgilar hisoblanadi, biroq boshqa simptomlarni ham inkor qilib bo'lmaydi. Vegetativ belgilar, hushdan ketish holatlari, yurak urishidagi keskin o'zgarishlar tashxisni yanada aniqroq qilishga yordam beradi. Shu bilan birga, shifokor har doim boshqa kasalliklarni ham esdan chiqarmasligi kerak, chunki ko'plab hollarda o'tkir koronar sindromni aorta diseksiyasi, o'pka tromboemboliyasi yoki me'da-ichak kasalliklari bilan aralashtirish ehtimoli mavjud.

Klinik tashxisni to'g'ri qo'yish uchun shifokor yig'ilgan barcha ma'lumotlarni tahlil qilib, ularni yagona klinik manzaraga birlashtirishi kerak. Har bir belgi o'z-o'zidan yetarli bo'lmasligi mumkin, lekin barcha belgilar birgalikda o'tkir koronar sindrom tashxisini tasdiqlashga imkon beradi. Shu sababli klinik fikrlash, tajriba va bemor bilan to'g'ri muloqot tashxis jarayonida hal qiluvchi ahamiyatga ega.

O'tkir koronar sindrom tashxisini qo'yishda klinik belgilardan tashqari fizik tekshiruv davomida aniqlanadigan nozik jihatlar ham katta ahamiyat kasb etadi. Bemorni ko'zdan kechirish jarayonida yuz rangi oqarishi, lab va tirnoq ostida ko'kimtir tus paydo bo'lishi, nafas olishning tezlashishi yoki yuz ifodasining iztirobli ko'rinishi ko'pincha yurak faoliyatida og'ir buzilishlarning rivojlanayotganidan dalolat beradi. Bemor ko'pincha qo'llarini ko'krak qafasiga bosib o'tiradi yoki yotadi, bu esa og'riqni engillashtirishga bo'lgan tabiiy refleksiy reaktsiya hisoblanadi. Shifokor ushbu belgilarni e'tibordan chetda qoldirmasligi zarur, chunki ular tashxis jarayonida qo'shimcha ko'rsatkich bo'lib xizmat qiladi.

Yurak faoliyatini auskultatsiya qilishda odatda yurak tonlarining pasayishi, ayrim hollarda esa yangi paydo bo'lgan shovqinlar eshitilishi mumkin. Bu miokardning qon bilan yetarli ta'minlanmay qolishi natijasida yuzaga keladigan qisqarish kuchining pasayishi bilan bog'liq. Chap qorinchada jiddiy ishemiya rivojlanganda mitral klapan yetishmovchiligi yuzaga kelib, shifokor auskultatsiyada sistolik shovqinni aniqlashi mumkin. O'pka auskultatsiyasi davomida esa pastki qismda nam xirillashlar eshitilishi mumkin, bu o'pka shishi boshlanayotganidan dalolat beradi.

Qon aylanish tizimini baholashda periferik pulsni tekshirish ham muhimdir. O'tkir koronar sindrom paytida ba’zan puls zaiflashishi yoki tartibsiz bo‘lishi kuzatiladi. Bunday holat yurak ritmining buzilishi, atrial fibrillyatsiya yoki qorincha aritmiyalari rivojlanganidan darak beradi. Arterial bosimni o‘lchash natijasida uning yuqori yoki past bo‘lishi aniqlanadi. Gipertenziya ko‘pincha o‘tkir holatlarda kuzatiladi, biroq arterial bosimning pasayishi kardiogen shokning boshlanishi yoki katta hajmli miokard zararlanishidan dalolat beradi.

Simptomlarni tahlil qilish jarayonida shifokor og‘riqning bemor faoliyatiga qanday ta’sir ko‘rsatganini ham o‘rganishi kerak. Ba’zi bemorlarda og‘riq boshlanganda ular to‘satdan to‘xtab qoladi, oddiy harakatlarni ham bajara olmaydi, ko‘kragini changallab qoladi. Boshqalarida esa og‘riq nisbatan susaygan ko‘rinishda bo‘lishi mumkin, ammo ular nafas olish qiyinlashuvi yoki umumiy zaiflikdan shikoyat qiladi. Shu sababli klinik tashxisda faqat bir xil stereotip belgilarni qidirmasdan, turli xil alomatlarni ham hisobga olish lozim.

O‘tkir koronar sindromning ayrim shakllari alohida e’tiborni talab qiladi. Masalan, tunda yoki dam olayotganda boshlanadigan og‘riqlar yurak mushaklarining barqaror bo‘lmagan ishemiyasi bilan bog‘liq bo‘lishi mumkin. Ayrim hollarda og‘riq dori vositalariga, xususan, nitroglitseringa tezda javob beradi, ammo boshqa hollarda hech qanday davo chorasi yordam bermasligi mumkin. Shifokor bu tafsilotlarni aniqlab, tashxisda hisobga olishi zarur.

Yana bir muhim jihat – bemorning shikoyatlarini baholashda ularning ruhiy holatini ham hisobga olish. Ayrim bemorlar og‘riqni haddan tashqari kuchaytirib tasvirlashi mumkin, boshqalari esa og‘riqni kamaytirib ko‘rsatadi. Ayniqsa, keksalarda yoki qandli diabetli bemorlarda og‘riq sezgirligi pasaygan bo‘lishi mumkin. Natijada klinik tashxis qo‘yishda asosiy alomatlar yetarlicha yaqqol ko‘rinmasligi mumkin. Shunday vaziyatlarda shifokorning tajribasi va diqqat-e’tibori hal qiluvchi ahamiyatga ega bo‘ladi.

Fizik tekshiruvda bemorning teri qoplamalarida namlik, sovuq ter ajralishi yoki ko‘karish kabi belgilar yurak faoliyatining keskin buzilishi va vegetativ asab tizimining zo‘rayganidan dalolat beradi. Bunday belgilar ko‘pincha og‘ir holatlarda kuzatiladi va bemor hayotini saqlab qolish uchun tezkor chora-tadbirlar ko'rilishi lozim bo'ladi.

Simptomlarni tahlil qilishda og'riqning boshqa organ kasalliklari bilan bog'liq bo'lish ehtimoli ham alohida ko'rib chiqiladi. Masalan, o'pka emboliyasi ko'krak og'rig'i va nafas qisishi bilan kechadi, ammo u odatda to'satdan boshlanadi va tezda kuchayadi. Me'da-ichak tizimi kasalliklari, jumladan, reflyuks yoki yara kasalligi ham ko'krak qafasida yonuvchi og'riq chaqirishi mumkin, biroq bunday og'riqlar ko'pincha ovqatlanish bilan bog'liq bo'ladi va yurak bilan aloqasi yo'q. Shu sababli klinik tashxis qo'yishda alomatlarning vaqtini, sharoitini va davomiyligini to'g'ri tahlil qilish zarur.

Shifokor anamnez yig'ishda bemorning oilaviy tarixiga ham e'tibor qaratishi lozim. Agar bemorning yaqin qarindoshlarida yoshligida yurak xuruji, yurak yetishmovchiligi yoki to'satdan o'lim holatlari kuzatilgan bo'lsa, bu ham o'tkir koronar sindrom rivojlanishi xavfini oshiradi. Oilaviy irsiyatni hisobga olish klinik tashxisning muhim qismi bo'lib, bemor uchun prognoz tuzishda ham yordam beradi.

Klinik tashxis jarayonida shifokor yig'ilgan barcha ma'lumotlarni tartibga solib, ular o'rtasidagi bog'liqlikni aniqlashi kerak. Og'riqning xarakteri, davomiyligi, tarqalishi, qo'shimcha simptomlar, fizik tekshiruvdagi topilmalar va anamnezdagi ma'lumotlar birgalikda tahlil qilinganda tashxis yanada aniqroq bo'ladi. Bu jarayon albatta boshqa diagnostika usullari bilan to'ldiriladi, biroq klinik tashxisning o'zi ham mustaqil ahamiyatga ega bo'lib, ko'pincha dastlabki yordam choralarini belgilashda asosiy manba hisoblanadi.

Shunday qilib, klinik tashxis o'tkir koronar sindromni aniqlashda birinchi va eng muhim bosqichdir. U nafaqat tashxis qo'yishga yordam beradi, balki bemor hayotiga xavf tug'diruvchi omillarni tezkor aniqlash imkonini ham beradi. Shu sababli shifokor bemorning shikoyatlarini diqqat bilan tinglashi, fizik tekshiruvni mukammal o'tkazishi va barcha simptomlarni chuqur tahlil qilishi zarur. Bu nafaqat tashxisni to'g'ri qo'yish, balki bemorning hayotini saqlab qolish uchun ham hal qiluvchi ahamiyat kasb etadi.

2.2. Laboratör diagnostika: biomarkerlar (troponinlar, CK-MB va b.)

O‘tkir koronar sindrom tashxisida laborator diagnostika muhim o‘rin tutadi, chunki klinik belgilar va fizik tekshiruv natijalari har doim ham yetarli darajada aniq tashxis qo‘yish imkonini bermaydi. Ayniqsa ko‘krak og‘rig‘i bilan murojaat qilgan bemorlarda simptomlarning boshqa kasalliklar bilan o‘xshashligi laborator ma’lumotlarga tayanishni talab qiladi. Shuning uchun laborator tekshiruvlar o‘tkir koronar sindromni tasdiqlash, uning og‘irlik darajasini baholash, davolash samaradorligini kuzatish va prognoz tuzishda beqiyos ahamiyat kasb etadi.

Laborator tashxisning markazida yurak mushak hujayralaridan ajralib chiqadigan maxsus biomarkerlarni aniqlash turadi. Yurak mushaklari zararlanganda hujayralar membranasi buziladi va turli oqsillar, fermentlar yoki boshqa molekulalar qon oqimiga chiqadi. Ularni laborator sharoitida o‘lchash orqali shifokor yurak mushagida nekroz yoki ishemiya jarayoni kechayotganini aniqlashi mumkin. Bugungi kunda eng ishonchli va keng qo'llaniladigan biomarkerlar sifatida troponinlar, kreatin kinaza MB fraksiyasi, miyoglobin va ayrim hollarda laktat dehidrogenaza kabilar ishlatiladi.

Troponinlar yurak mushagi hujayralarida joylashgan oqsillar bo'lib, ular mushak tolalarining qisqarish jarayonida asosiy rol o'ynaydi. Troponin I va troponin T shakllari yurakka xos bo'lib, boshqa to'qimalarda deyarli uchramaydi. Shuning uchun ularning qon zardobida paydo bo'lishi miokard hujayralarining shikastlanganidan dalolat beradi. Troponinlar juda sezgir va o'ziga xos marker hisoblanadi. Miokard infarkti boshlangandan keyin bir necha soat ichida ularning darajasi oshadi, 24 soat ichida eng yuqori cho'qqiga chiqadi va bir necha kun davomida yuqori darajada qoladi. Shu tufayli troponinlar nafaqat erta tashxis qo'yishda, balki kech aniqlangan hollarda ham zararlanishni tasdiqlash imkonini beradi.

Kreatin kinaza MB fraksiyasi ham yurak mushagiga xos marker sifatida uzoq yillar davomida qo'llanilgan. Bu ferment yurak mushagi hujayralarida yuqori kontsentratsiyada mavjud bo'ladi. Miokard zararlanganda u qon oqimiga chiqadi va darajasi tez ko'tariladi. Kreatin kinaza MB darajasi odatda infarkt boshlanganidan keyin to'rt soat ichida oshadi, 24 soatga borib eng yuqori darajaga yetadi va ikki-uch kun ichida me'yoriga qaytadi. Shu tufayli bu marker qisqa muddatli bo'lsa-da, erta tashxis qo'yishda foydali hisoblanadi. Biroq troponinlarga nisbatan o'ziga xosligi pastroq bo'lib, ba'zan skelet mushaklari jarohatlarida ham ko'tarilishi mumkin.

Miyoglobin esa juda tez o'zgaradigan biomarker hisoblanadi. Yurak mushaklari shikastlanishi bilan birinchi bo'lib qon oqimiga chiqadi. Infarktdan ikki-uch soat o'tgach darajasi oshadi va juda tez, o'n ikki soat ichida eng yuqori darajaga chiqadi. Miyoglobinning tezda ko'tarilishi uni erta tashxisda foydali qiladi, biroq o'ziga xosligi past bo'lgani uchun mustaqil tashxis qo'yishda yetarli emas. U ko'plab boshqa holatlarda ham, masalan skelet mushaklari shikastlanganda yoki kuchli jismoniy mashqlardan keyin ham ko'tarilishi mumkin. Shuning uchun miyoglobin odatda troponin yoki kreatin kinaza MB bilan birgalikda baholanadi.

Laktat dehidrogenaza ham ilgari yurak zararlanishini baholashda keng qo‘llanilgan markerlardan biri bo‘lib, miokard infarkti boshlangandan keyin birinchi ikki kun ichida oshib, besh-o‘n kun davomida yuqori darajada qoladi. Ammo uning yurakka xosligi past bo‘lgani uchun hozirgi kunda diagnostika amaliyotida kamdan-kam hollarda ishlatiladi.

Laborator diagnostikaning samarali bo‘lishi uchun biomarkerlarni to‘g‘ri va o‘z vaqtida o‘lchash juda muhim. Bemor o‘tkir ko‘krak og‘rig‘i bilan murojaat qilgan zahoti qon namunasi olinadi va asosiy markerlar aniqlanadi. Agar dastlabki natijalar manfiy bo‘lsa ham, bu o‘tkir koronar sindromni inkor etmaydi. Chunki ayrim hollarda markerlar kechroq ko‘tarilishi mumkin. Shu sababli takroriy tahlillar odatda uch-to‘rt soatdan keyin va zarurat bo‘lsa yana bir necha soatdan keyin olinadi. Bu usul seriyali tekshiruv deb ataladi va tashxisning aniqligini oshiradi.

Biomarkerlar nafaqat tashxis qo‘yishda, balki davolash jarayonini kuzatishda ham qo‘llanadi. Masalan, troponin darajasi yuqori bo‘lib qolsa, bu yurak mushaklarida jarohat jarayoni davom etayotganidan dalolat beradi. Agar davolash fonida troponin darajasi pasayib borsa, bu davolash samaradorligidan darak beradi. Shu bilan birga, markerlarning darajasi prognoz bahosida ham ishlatiladi. Yuqori troponin darajasi og‘ir zararlanishni va kelgusida yurak yetishmovchiligi yoki aritmiyalar rivojlanish xavfini ko‘rsatadi.

Laborator diagnostika jarayonida shifokor har doim biomarker natijalarini klinik belgilar va instrumental tekshiruvlar bilan birgalikda baholashi lozim. Chunki ayrim hollarda markerlarning ko‘tarilishi yurakdan tashqari sabablar bilan ham bog‘liq bo‘lishi mumkin. Masalan, buyrak yetishmovchiligida troponin darajasi biroz yuqoriroq bo‘lishi mumkin, ammo bu yurakning o‘tkir zararlanishini anglatmaydi. Shu sababli biomarkerlar tashxisda asosiy vosita bo‘lsa-da, ularni alohida baholash noto‘g‘ri qaror qabul qilinishiga olib kelishi mumkin.

Shunday qilib, laborator diagnostika, xususan, troponin, kreatin kinaza MB va miyoglobin kabi markerlar o‘tkir koronar sindrom tashxisida hal qiluvchi rol o‘ynaydi. Ularning vaqtida aniqlanishi shifokorga kasallikni erta bosqichda tanib olish, to‘g‘ri davolash taktikasini tanlash va bemor hayotini saqlab qolishda katta yordam beradi. Shu sababli o‘tkir koronar sindromda laborator diagnostika klinik amaliyotning ajralmas qismi hisoblanadi.

O‘tkir koronar sindrom tashxisida laborator diagnostika jarayonining samaradorligi biomarkerlarni aniqlash bilan chegaralanib qolmaydi. Ularning o‘zgarish dinamikasini kuzatish, boshqa klinik va instrumental ma’lumotlar bilan taqqoslash ham zarur. Shifokor biomarkerlarni baholashda ularning ko‘tarilish vaqti, yuqori darajada qancha muddat saqlanishi va pasayish tezligini ham e’tiborga oladi. Ayniqsa troponinlar diagnostik jarayonning tayanch nuqtasiga aylangan bo‘lsa-da, ularni izolyatsiyada talqin qilish xato bo‘lishi mumkin. Shuning uchun klinik amaliyotda biomarkerlar ketma-ket tekshiruv orqali qayta-qayta o‘lchanadi.

Troponinlar o‘tkir koronar sindromning barcha shakllarida eng ishonchli biomarker hisoblanadi. Ammo ularning turli darajada ko‘tarilishi klinik vaziyatga qarab farqlanadi. Masalan, katta hajmli miokard infarktida troponin darajasi keskin yuqoriga ko‘tariladi va uzoq vaqt davomida yuqori darajada qoladi. Barqaror bo‘lmagan stenokardiyada esa troponin darajasi odatda me’yorda yoki ozgina ko‘tarilgan bo‘lishi mumkin. Bu klinik tafovut tashxisni aniqlashtirishda muhim yordam beradi. Troponin testlari sezgirligi juda yuqori bo‘lgani uchun hozirgi kunda yuqori sezgirlikka ega troponin tahlillari keng joriy etilmoqda. Ular yordamida hatto yurak mushagining kichik zararlanishlari ham aniqlanishi mumkin, bu esa erta davolash choralarini ko‘rish imkonini beradi.

Kreatin kinaza MB markerining diagnostik ahamiyati troponinlar joriy etilishidan oldin juda katta bo‘lgan. Hozir ham u ayrim klinik holatlarda qo‘llanmoqda, chunki uning tez ko‘tarilishi va tez pasayishi o‘tkir jarayonlarni aniqlashda yordam beradi. Masalan, takroriy infarktni tashxislashda kreatin kinaza MB foydali bo‘lishi mumkin, chunki troponin darajasi avvalgi infarktdan keyin bir necha kun yuqori bo‘lib qoladi va yangi zararlanishni aniqlash qiyinlashadi. Bunday vaziyatlarda kreatin kinaza MB darajasi yangidan ko‘tarilishi yangi nekroz jarayonining boshlanishidan dalolat beradi. Shu jihati bilan u troponinlarni to‘ldiruvchi marker sifatida amaliyotda qo‘llanadi.

Miyoglobin esa juda tez ko'tarilishi bilan klinik ahamiyatga ega. Bemor shifoxonaga tushgandan keyingi dastlabki soatlarda miyoglobinni aniqlash yurak mushagi zararlanganini tezda tasdiqlash imkonini beradi. Lekin bu markerning o'ziga xosligi pastligi shifokorlarni uni mustaqil baholashdan ehtiyot bo'lishga undaydi. Shu sababli miyoglobin odatda troponin va kreatin kinaza MB bilan birgalikda kompleks tekshiruvda ishlatiladi. Shunday qilib, miyoglobinning tez ko'tarilishi erta tashxis uchun, troponinning yuqori sezgirligi esa aniq tasdiqlash uchun, kreatin kinaza MB esa qaytalangan zararlanishni aniqlash uchun foydali bo'ladi.

Laborator diagnostikada yana bir muhim jihat – natijalarning klinik ma'lumotlar bilan uyg'unligi. Ba'zi hollarda troponin darajasi yuqori bo'lsa-da, bu yurakning o'tkir zararlanishini bildirmasligi mumkin. Masalan, surunkali buyrak yetishmovchiligida troponin darajasi biroz baland bo'lishi kuzatiladi. Bundan tashqari, yurak mushagidan tashqari boshqa sabablarga ko'ra, masalan, o'pka emboliyasi, yurak yetishmovchiligi yoki sepsis kabi og'ir kasalliklarda ham troponin biroz oshishi mumkin. Shu sababli laborator natijalar faqat klinik manzara bilan solishtirilganda to‘g‘ri talqin qilinadi.

Biomarkerlarni baholashda vaqt omili juda muhimdir. Bemor shifoxonaga murojaat qilgan birinchi daqiqalardanoq qon namunasi olinishi kerak. Agar natija manfiy bo‘lsa, bu kasallikni inkor qilmaydi, balki markerlar hali ko‘tarilmagan bo‘lishi mumkin. Shu sababli takroriy tahlillar odatda uch-to‘rt soat oralig‘ida olinadi. Bu jarayon seriyali tahlil deb yuritiladi va u tashxis aniqligini keskin oshiradi. Ba’zi hollarda markerlar yana olti-o‘n ikki soat o‘tgach qayta o‘lchanadi. Natijada shifokor markerlarning dinamikasini kuzatib, aniq xulosa chiqarishi mumkin.

Laborator diagnostikaning afzalliklaridan biri – davolash samaradorligini kuzatish imkoniyatidir. Masalan, reperfuziya terapiyasidan so‘ng troponin yoki kreatin kinaza MB darajasining keskin oshishi yurak mushaklarida qon oqimi tiklanganidan darak beradi. Keyinchalik markerlarning asta-sekin pasayishi davolash samaradorligini ko‘rsatadi. Agar markerlar doimiy yuqori bo‘lib qolsa, bu davolash yetarli bo‘lmaganini yoki yangi zararlanish yuz berayotganini bildirishi mumkin. Shu sababli laborator diagnostika nafaqat tashxis, balki davolash jarayonini baholashda ham muhim o‘rin tutadi.

Bundan tashqari, laborator diagnostika yordamida prognozni baholash mumkin. Troponin darajasi qanchalik yuqori bo‘lsa, kasallik og‘irligi va kelajakda asoratlar rivojlanish ehtimoli shunchalik katta bo‘ladi. Yuqori troponin ko‘rsatkichlari yurak yetishmovchiligi, aritmiyalar yoki o‘lim xavfi ortishini bildiradi. Shu sababli troponin nafaqat tashxis, balki prognoz baholashda ham asosiy marker hisoblanadi.

Laborator diagnostikaning yana bir jihati – u global standartlarga mos bo‘lishi zarurligidir. Bugungi kunda xalqaro tashkilotlar o‘tkir koronar sindrom tashxisida troponinni birinchi darajali marker sifatida tavsiya qiladi. Biroq ba’zi hududlarda texnik imkoniyatlar yetarli emasligi sababli kreatin kinaza MB va miyoglobindan foydalaniladi. Shu bilan birga, laborator natijalarni talqin qilishda bemorning yoshi, jinsiy xususiyatlari va boshqa kasalliklari ham hisobga olinishi kerak.

Shunday qilib, o‘tkir koronar sindromda laborator diagnostika yurak mushagi zararlanishini tasdiqlash, uning darajasini baholash, davolash samaradorligini kuzatish va prognozni aniqlashda beqiyos ahamiyat kasb etadi. Troponinlar eng ishonchli marker bo‘lib, hozirgi kunda ularni aniqlash diagnostikaning oltin standarti sifatida qabul qilingan. Kreatin kinaza MB va miyoglobin esa ayrim klinik vaziyatlarda qo‘shimcha ahamiyatga ega. Eng muhimi, biomarker natijalari har doim klinik belgilar va instrumental tekshiruvlar bilan uyg‘un baholanishi lozim. Faqat shundagina tashxis to‘g‘ri qo‘yilib, bemor hayotini saqlab qolishga erishish mumkin bo‘ladi.

2.3. Instrumental diagnostika: EKG, EKG monitoringi, EKO-KG, KT va MRT

O‘tkir koronar sindromda instrumental diagnostika tashxisni aniqlash, klinik belgilarni tasdiqlash va kasallik og‘irligini baholashda beqiyos ahamiyatga ega bo‘ladi. Zamonaviy tibbiyotda bemorni dastlabki baholashdan tortib davolash natijalarini kuzatishgacha bo‘lgan barcha bosqichlarda instrumental usullar keng qo‘llanadi. Ular orasida yurak faoliyatini to‘g‘ridan to‘g‘ri qayd etadigan elektrokardiografiya, yurak tuzilishini ko‘rsatadigan ekokardiografiya, tomirlar holatini aniqlovchi kompyuter tomografiyasi va magnit-rezonans tomografiya eng muhim o‘rin tutadi. Har bir usulning o‘ziga xos ustunliklari va cheklovlari mavjud bo‘lib, ular klinik vaziyatga qarab tanlanadi yoki birgalikda qo‘llanadi.

Elektrokardiografiya o‘tkir koronar sindrom tashxisida birinchi bosqich va eng tezkor usul hisoblanadi. Bu tekshiruv yurak mushagidagi elektr faoliyatini qayd qilib, ishemik o‘zgarishlarni aniqlash imkonini beradi. O‘tkir miokard infarkti rivojlanganda elektrokardiogrammada ST segmentining ko‘tarilishi yoki pasayishi, patologik tishchalar va ritm buzilishlari kuzatiladi. Elektrokardiografiya yordamida o‘choqning joylashuvi hamda miokard zararlanish darajasi haqida taxminiy xulosa chiqarish mumkin. Masalan, oldingi devor infarktida V1-V4 o‘tkazgichlarda o‘zgarishlar kuzatilsa, pastki devor infarktida II, III va aVF o‘tkazgichlarda o‘zgarishlar aniqlanadi. Bu usulning afzalligi – tezkorligi, arzonligi va har qanday sharoitda bajarilishi mumkinligidir. Shu sababli shoshilinch yordam brigadalari birinchi navbatda elektrokardiografiyadan foydalanadilar.

Elektrokardiografik monitoring o‘tkir koronar sindrom tashxisida yana-da kengroq imkoniyatlar beradi. Oddiy elektrokardiogramma faqat tekshiruv o‘tkazilgan vaqtdagi yurak faoliyatini qayd etsa, monitoring usuli bemorning yurak faoliyatini uzluksiz kuzatish imkonini beradi. Bu ayniqsa aritmiyalarni aniqlashda va beqaror stenokardiyada qisqa muddatli ishemik epizodlarni qayd etishda muhimdir. Monitoring yordamida yashirin o‘zgarishlar aniqlanadi, shuningdek, davolashning samaradorligi baholanadi. Masalan, reperfuziya davolashidan so'ng ST segmentining normallashuvi qayd etilishi davolashning ijobiy samarasini ko'rsatadi. Shu bois monitoring bemorni shifoxonaga yotqizilgach ham davom ettiriladi, chunki bu davrda asoratlar xavfi yuqori bo'ladi.

Ekokardiografiya o'tkir koronar sindrom tashxisida yurak mushagi faoliyati va tuzilishini baholash imkonini beradi. Bu usul yordamida yurak bo'lmalarining o'lchamlari, devorlarining qalinligi va qisqarish qobiliyati aniqlanadi. Miokard infarktida devorlarning harakatlanishida buzilishlar kuzatiladi, bu esa ishemiyaning aniq joylashuvini ko'rsatadi. Ekokardiografiya shuningdek, yurak qopqoqchalari, yurak ichki pıhtilari yoki boshqa strukturaviy o'zgarishlarni aniqlash imkonini beradi. Bu usulning yana bir muhim jihati – yurak chiqish fraksiyasini hisoblab, yurak yetishmovchiligi darajasini baholashdir. Bundan tashqari, ekokardiografiya o'tkir koronar sindromni aorta diseksiyasi, perikardit yoki boshqa yurakdan tashqari sababli kelib chiqadigan og'riqlardan differensial diagnostika qilishda ham yordam beradi.

Kompyuter tomografiyasi o‘tkir koronar sindromda asosan koronar arteriyalarni tasvirlashda qo‘llanadi. Kompyuter tomografik koronar angiografiya yordamida tomirlarning torayishi, to‘siqlar yoki tromblar aniq ko‘rsatiladi. Bu usul invaziv bo‘lmaganligi tufayli bemor uchun xavfsizroqdir. Kompyuter tomografiyasi yordamida yurak mushagi zararlanishi darajasi ham baholanishi mumkin, ayniqsa kontrastli modda qo‘llanilganda. Shu bilan birga, bu usul o‘pka emboliyasi yoki aorta diseksiyasi kabi o‘tkir koronar sindromga o‘xshash klinik manzaraga ega bo‘lgan boshqa kasalliklarni istisno qilishda ham foydalidir. Biroq kompyuter tomografiyasi har doim ham darhol bajarilavermaydi, chunki bu usul maxsus texnika va kontrast moddalarni talab qiladi.

Magnit-rezonans tomografiya o‘tkir koronar sindrom tashxisida nisbatan yangi, ammo juda aniq usul hisoblanadi. U yordamida yurak mushagi tuzilishi, qon aylanishi va zararlanish darajasi haqida juda aniq ma’lumot olish mumkin. Magnit-rezonans tomografiya yordamida nafaqat o‘tkir infarkt, balki o‘tmishda o‘tgan infarkt izlari ham aniqlanadi. Bu usul ayniqsa murakkab klinik vaziyatlarda, boshqa usullar yetarli bo‘lmagan hollarda qo'llanadi. Biroq uning keng tarqalmaganligi, uzoq davom etishi va narxi yuqoriligi uni amaliyotda cheklaydi. Shunday bo'lsa-da, magnit-rezonans tomografiya o'tkir koronar sindromni chuqur o'rganishda va ilmiy tadqiqotlarda keng qo'llanmoqda.

Shunday qilib, o'tkir koronar sindromda instrumental diagnostika keng ko'lamli va ko'p qirrali jarayon bo'lib, bemorning holatini to'liq baholashda beqiyos ahamiyatga ega. Elektrokardiografiya dastlabki va majburiy tekshiruv bo'lsa, monitoring, ekokardiografiya, kompyuter tomografiyasi va magnit-rezonans tomografiya klinik ehtiyojga qarab qo'llanadi. Har bir usulning afzallik va cheklovlari mavjud bo'lib, ular bir-birini to'ldiradi. Shu tarzda to'plangan ma'lumotlar tashxisni aniq qo'yish, davolashni samarali rejalash va asoratlarning oldini olish imkonini beradi.

O'tkir koronar sindrom tashxisida instrumental tekshiruvlarning har biri turli klinik bosqichlarda o'z vazifasini bajaradi. Bemor shifoxonaga murojaat qilgach, birinchi navbatda elektrokardiografiya o'tkaziladi, chunki bu usul yurak mushagidagi ishemik o'zgarishlarni darhol qayd qilish imkonini beradi. Lekin faqat bir martalik elektrokardiogramma har doim ham yetarli bo‘lmasligi mumkin. Ba’zan ishemik epizodlar vaqtinchalik bo‘lishi mumkin, shuning uchun ulardan ayrimlari tasodifan qayd qilinmay qoladi. Shunday vaziyatlarda elektrokardiografik monitoring katta ahamiyatga ega bo‘ladi. Monitoring orqali yurak faoliyati uzluksiz qayd qilinadi va qisqa muddatli ishemik epizodlar, yashirin aritmiyalar yoki ST segmentining o‘zgarishlari aniqlanadi. Bu usul beqaror stenokardiyani aniqlashda ayniqsa samarali hisoblanadi.

Elektrokardiografik monitoring nafaqat tashxis, balki davolash samaradorligini baholashda ham qo‘l keladi. Masalan, bemorga trombolitik yoki antitrombotsitar davo berilgach, ST segmentining tiklanishi reperfuziya samaradorligini ko‘rsatadi. Bundan tashqari, monitoring yordamida xavfli aritmiyalar, atrioventrikulyar bloklar yoki yurak to‘xtab qolishi oldindan aniqlanishi mumkin. Shu sababli o‘tkir koronar sindrom tashxisi qo‘yilgan bemorlar shifoxonaning intensiv terapiya bo‘limida monitoring ostida kuzatiladi.

Ekokardiografiya o‘tkir koronar sindrom tashxisida keng qo‘llanadigan muhim usullardan biridir. Bu usul yurak mushagining qisqarish qobiliyatini baholash orqali zararlangan hududlarni ko‘rsatadi. Masalan, oldingi devorda infarkt bo‘lsa, ekokardiografiyada shu hudud devorlarining gipokineziyasi yoki akineziyasi qayd etiladi. Yurakning umumiy qisqarish qobiliyati esa ejeksiya fraksiyasi orqali o‘lchanadi. Ejeksiya fraksiyasining pasayishi yurak yetishmovchiligi xavfini bildiradi. Bundan tashqari, ekokardiografiya yordamida yurak qopqoqchalari faoliyati, yurak ichi tromblar va perikardda suyuqlik to‘planishi aniqlanadi. Ayniqsa, chap qorinchada katta hajmli infarktdan keyin tromb hosil bo‘lishi xavfi yuqori bo‘ladi. Bu esa embolik asoratlarning oldini olish uchun juda muhimdir.

Ekokardiografiya differensial tashxisda ham katta yordam beradi. Ko‘krak qafasidagi og‘riqlar har doim ham yurak kasalligi bilan bog‘liq bo‘lavermaydi. Aorta diseksiyasi, plevrit yoki o‘pka emboliyasi ham shunga o‘xshash belgilar berishi mumkin. Ekokardiografiya yordamida bu kasalliklarning ayrim belgilari ko‘rinishi mumkin, masalan, aorta ildizining kengayishi yoki o‘pka arteriyasida bosimning oshishi. Shu jihatdan bu usul klinik qaror qabul qilishda ahamiyatlidir.

Kompyuter tomografiyasi o‘tkir koronar sindrom tashxisida tobora kengroq qo‘llanmoqda. Ayniqsa kompyuter tomografik koronar angiografiya yordamida koronar arteriyalarning anatomiyasi, torayish darajasi va trombotik massalar aniq tasvirlanadi. Bu usul yurak mushagiga qon oqimi cheklanganligini bevosita ko‘rsatmasa-da, tomirlarning morfologik holatini aniq ko‘rsatadi. Shu sababli koronar arteriyalarda torayish yoki to‘siq mavjudligini ko‘rsatish orqali tashxisni mustahkamlaydi. Bunday tekshiruv invaziv bo‘lmaganligi uchun bemorlar uchun xavfsiz hisoblanadi va operatsiyaga tayyorlash bosqichida ham qo‘llanadi.

Kompyuter tomografiyasining yana bir muhim jihati shundaki, u yordamida yurakdan tashqari boshqa xavfli kasalliklar ham aniqlanishi mumkin. Masalan, aorta diseksiyasi yoki o‘pka emboliyasi ko‘pincha o‘tkir koronar sindromga o‘xshash belgilar beradi. Bu holatlarda kompyuter tomografiyasi tez va aniq tashxis qo‘yish imkonini beradi. Shu sababli ko‘krak qafasida keskin og‘riq bilan kelgan, lekin elektrokardiografiyada aniq ishemik belgilar bo‘lmagan bemorlarda kompyuter tomografiyasi katta diagnostik ahamiyat kasb etadi.

Magnit-rezonans tomografiya esa o‘tkir koronar sindrom tashxisida eng mukammal usullardan biri hisoblanadi. U yordamida yurak mushagining zararlangan va sog‘lom qismlari aniq ajratib ko‘rsatiladi. Magnit-rezonans tomografiya yordamida miokardning tirik qolgan hujayralari va nekroz o‘chog‘i aniqlanadi. Bu esa davolash strategiyasini belgilashda muhim rol o‘ynaydi. Masalan, agar miokardning katta qismi butunlay nobud bo‘lgan bo‘lsa, revaskulyarizatsiya qilishdan kutiladigan foyda cheklangan bo‘lishi mumkin. Aksincha, agar tirik hujayralar ko‘p bo‘lsa, koronar qon oqimini tiklash bemorning holatini sezilarli yaxshilashi mumkin.

Magnit-rezonans tomografiya yordamida yurak mushagida yallig‘lanish, fibroz o‘choqlari yoki boshqa patologik o‘zgarishlar ham aniqlanadi. Bu usulning sezgirligi juda yuqori bo‘lib, hatto kichik infarktlarni ham ko‘rsatib bera oladi. Biroq uning amaliyotda keng tarqalmasligiga sabab – maxsus texnika, yuqori narx va tekshiruvning uzoq davom etishidir. Shunga qaramay, murakkab klinik vaziyatlarda, boshqa usullar aniq natija bermagan hollarda magnit-rezonans tomografiya muhim rol o‘ynaydi.

Shu bilan birga, instrumental diagnostikaning har bir turi o‘ziga xos cheklovlarga ham ega. Elektrokardiografiya ko‘plab bemorlarda foydali bo‘lsa-da, ayrim hollarda ishemik o‘zgarishlarni qayd qila olmaydi. Ekokardiografiya natijalarini talqin qilish operator mahoratiga bog‘liq bo‘lishi mumkin. Kompyuter tomografiyasi kontrast moddalarga allergiyasi yoki buyrak yetishmovchiligi bo‘lgan bemorlarga cheklangan bo‘ladi. Magnit-rezonans tomografiyasi esa metall implantlari bor bemorlarga o‘tkazilmaydi. Shu sababli shifokor har bir bemor uchun eng maqbul usulni tanlashda klinik vaziyatni chuqur baholashi zarur.

Xulosa qilib aytganda, o‘tkir koronar sindromda instrumental diagnostika tashxis qo‘yishda va davolashni tanlashda asosiy o‘rin tutadi. Elektrokardiografiya eng tezkor va majburiy tekshiruv bo‘lsa, monitoring va ekokardiografiya tashxisni chuqurlashtiradi. Kompyuter tomografiyasi va magnit-rezonans tomografiya esa murakkab va noaniq holatlarda aniqlik kiritadi. Har bir usulning to‘g‘ri qo‘llanilishi tashxisning aniqligini oshirib, bemor hayotini saqlab qolish imkonini beradi.

III BOB. DIFFERENSIAL DIAGNOSTIKA VA TAKTIKA

3.1. O‘tkir koronar sindromni boshqa yurak kasalliklaridan farqlash usullari

O‘tkir koronar sindrom yurak mushagining qon bilan ta’minlanishi keskin buzilishi natijasida yuzaga keladigan xavfli patologik holat bo‘lib, uning klinik belgilari ko‘plab boshqa yurak kasalliklariga o‘xshab ketadi. Shuning uchun tashxis jarayonida shifokor birinchi navbatda ushbu sindromni boshqa yurak kasalliklaridan farqlab olish zarur. Aks holda, noto‘g‘ri tashxis qo‘yilishi bemorga noo‘rin davo choralarini qo‘llashga olib kelishi mumkin. Farqlash jarayoni har tomonlama yondashuvni talab qiladi, ya’ni anamnez to‘plash, fizik tekshiruv, laborator natijalar va instrumental usullarni uyg‘un holda baholash muhim hisoblanadi.

O‘tkir koronar sindromning asosiy belgisi ko‘krak qafasidagi og‘riq hisoblanadi. Biroq ko‘plab yurak kasalliklarida ham og‘riq kuzatilishi mumkin. Masalan, perikardit, miyokardit, aorta qopqoq yetishmovchiligi yoki gipertrofik kardiomiopatiya kabi kasalliklarda ham og‘riq bo‘lishi mumkin. Shifokor og‘riqning tabiatiga, davomiyligiga, tarqalishiga va boshqa belgilar bilan uyg‘unligiga e’tibor qaratishi lozim. O‘tkir koronar sindromda og‘riq odatda to‘satdan paydo bo‘ladi, kuchli siquvchi yoki bosuvchi xususiyatga ega bo‘ladi, chap qo‘l, bo‘yin, yelka va jag‘ga tarqaladi. Perikarditda esa og‘riq odatda sanchuvchi yoki o‘tkir bo‘lib, nafas olayotganda yoki yotganda kuchayadi, o‘tirganda esa biroz kamayadi. Shu tarzda og‘riqning o‘ziga xos jihatlari tashxisda muhim farqlash belgilaridan biri bo‘lib xizmat qiladi.

Yurak ritmi buzilishlari ham ko‘plab yurak kasalliklarida uchraydi. O‘tkir koronar sindromda ishemik jarayon tufayli yurak mushagida elektr o‘tkazuvchanlik buziladi va natijada turli aritmiyalar kuzatiladi. Lekin aritmiyalar miokardit yoki kardiomiopatiya kabi boshqa kasalliklarda ham uchraydi. Shu sababli elektrokardiografiya yordamida aritmiyaning xususiyatini, kelib chiqish mexanizmini va yurak mushagidagi boshqa o‘zgarishlar bilan bog‘liqligini aniqlash zarur bo‘ladi. Masalan, o‘tkir koronar sindromda ko‘pincha ST segmentida o‘zgarishlar kuzatilsa, boshqa yurak kasalliklarida bunday o‘zgarishlar har doim ham bo‘lavermaydi.

Yana bir muhim farqlash jihati — yurak mushagining shikastlanish belgilaridir. O‘tkir koronar sindromda miokard hujayralari nobud bo‘ladi va natijada troponin kabi biomarkerlar qonda keskin oshadi. Miokarditda ham troponin darajasi ko‘tarilishi mumkin, lekin u odatda kamroq darajada bo‘ladi va ko‘proq yallig‘lanish jarayonlari bilan bog‘liq bo‘ladi. Bundan tashqari, yurak mushagining magnit-rezonans tomografiyasida miokardit va infarktni farqlovchi aniq belgilar mavjud. Shu bois laborator natijalar va zamonaviy instrumental tekshiruvlar tashxisni aniqlashda katta yordam beradi.

Ayrim yurak qopqoq kasalliklari ham ko‘krakdagi og‘riq va nafas qisqaligi bilan namoyon bo‘lishi mumkin. Masalan, aorta qopqoq yetishmovchiligida yoki og‘ir aortal stenozda yurak mushagi yuklamasi ortadi va ishemiyaga o‘xshash belgilar paydo bo‘ladi. Bunday hollarda ekokardiografiya katta yordam beradi, chunki u yordamida yurak qopqoqchalari tuzilishi va ularning funksiyasi to‘g‘ridan to‘g‘ri ko‘rinadi. Agar bemorda qopqoq patologiyasi aniqlansa, ko‘krakdagi og‘riqni o‘tkir koronar sindrom bilan emas, balki yurak qopqoq kasalligi bilan izohlash mumkin bo‘ladi.

Gipertrofik kardiomiopatiya ham ko‘krak og‘riqlari va hushdan ketish epizodlari bilan kechadi. Bunday holatda o‘tkir koronar sindrom bilan chalkashib ketishi ehtimoli bor. Lekin ekokardiografiyada yurak mushagi devorlarining g‘ayritabiiy qalinlashishi va qorincha bo‘shlig‘ining kichrayishi aniqlansa, tashxis kardiomiopatiyaga o‘zgaradi. Bundan tashqari, bu kasallikda troponin darajasi odatda normal bo‘ladi yoki juda kam ko‘tariladi, bu ham muhim farqlovchi belgi hisoblanadi.

O‘tkir koronar sindromni boshqa yurak kasalliklaridan farqlash usullari keng qamrovli yondashuvni talab qiladi. Og‘riqning xususiyatlari, elektrokardiografik belgilar, laborator natijalar va ekokardiografiya ma’lumotlari birgalikda tahlil qilinishi zarur. Har bir kasallikning o‘ziga xos klinik belgilarini aniqlash shifokorga to‘g‘ri tashxis qo‘yishda yordam beradi. Faqat shunda bemorga eng samarali davolash choralarini qo‘llash va hayotini saqlab qolish mumkin bo‘ladi.

O‘tkir koronar sindrom tashxisida boshqa yurak kasalliklarini istisno qilish muhim klinik vazifalardan biri hisoblanadi. Chunki ko‘krak qafasidagi og‘riq, nafas qisqaligi, hushdan ketish, yurak urishining tezlashishi yoki sustlashishi kabi belgilar turli yurak kasalliklarida ham uchraydi. Shu sababli tashxisda faqat klinik belgilar bilan chegaralanib qolish xato bo‘lishi mumkin. Shifokor har bir simptomni chuqur tahlil qilib, uni instrumental va laborator tekshiruv natijalari bilan taqqoslashi lozim. O‘tkir koronar sindromni perikardit, miokardit, kardiomiopatiya, qopqoq patologiyalari va yurak ritmi buzilishlaridan farqlashda bir qator o‘ziga xos belgilar mavjud.

Perikardit o‘tkir koronar sindrom bilan eng ko‘p chalkashadigan kasalliklardan biridir. Ikkala holatda ham ko‘krak qafasida og‘riq kuzatiladi, lekin bu og‘riqlarning tabiati bir-biridan keskin farq qiladi. O‘tkir koronar sindromda og‘riq odatda kuchli siquvchi yoki bosuvchi bo‘lib, chap qo‘l, yelka, bo‘yin va jag‘ tomonga tarqaladi. Perikarditda esa og‘riq ko‘proq o‘tkir, sanchuvchi, nafas olayotganda yoki yo‘talganda kuchayadi, o‘tirganda esa biroz kamayadi. Elektrokardiogrammada ham farqlar mavjud: o‘tkir koronar sindromda ST segmenti faqat ma’lum o‘tkazgichlarda ko‘tarilsa, perikarditda ST segmentining diffuz ko‘tarilishi kuzatiladi. Bundan tashqari, perikarditda yurak atrofida ishqalanish shovqini auskultatsiyada aniqlanishi mumkin.

Miokardit ham o‘tkir koronar sindromga o‘xshash belgilar beradi. Bu kasallikda yurak mushagi yallig‘lanadi va bemorda ko‘krak qafasida og‘riq, umumiy holsizlik, yurak urishining buzilishi kuzatiladi. Lekin miokarditda og‘riq odatda jismoniy harakat bilan bevosita bog‘liq bo‘lmaydi va ko‘proq infeksion kasallikdan keyin paydo bo‘ladi. Laborator tekshiruvlarda yallig‘lanish belgilarining kuchayishi kuzatiladi. Troponin darajasi miokarditda ham ko‘tarilishi mumkin, ammo u ko‘proq yallig‘lanish bilan bog‘liq bo‘ladi, infarktdagi kabi aniq nekroz belgilari bilan kechmaydi. Magnit-rezonans tomografiya yordamida miokardit va infarktni farqlash ancha osonlashadi, chunki ular tasvirdagi o‘zgarishlar bilan ajralib turadi.

Yurak qopqoq kasalliklari ham o‘tkir koronar sindrom bilan chalkashishi mumkin. Masalan, aortal stenozda yoki aortal yetishmovchilikda bemorlarda ko‘krak qafasida og‘riq, hushdan ketish va nafas qisqaligi kuzatiladi. Bu belgilar ishemiyaga o‘xshaydi, chunki yurak mushagi kislorod yetishmovchiligidan aziyat chekadi. Ammo ekokardiografiya yordamida yurak qopqoqchalari tuzilishidagi o‘zgarishlar aniq ko‘rinadi va tashxis oydinlashadi. Shu tarzda o‘tkir koronar sindromdan farqlash mumkin bo‘ladi.

Kardiomiopatiya ham ko‘krak qafasi og‘riqlari bilan kechadigan kasalliklardan biridir. Ayniqsa gipertrofik kardiomiopatiyada yurak mushagi devorlarining qalinlashishi natijasida qon oqimi buziladi va ishemiyaga o‘xshash klinik belgilar kuzatiladi. Lekin ekokardiografiyada devorlarning notekis qalinlashishi, qorincha bo‘shlig‘ining kichrayishi va boshqa o‘ziga xos belgilar aniqlanadi. Bundan tashqari, kardiomiopatiyada troponin darajasi odatda me’yorida bo‘ladi, bu esa uni o‘tkir koronar sindromdan ajratib turadi.

Ayrim aritmiyalar ham o'tkir koronar sindrom bilan chalkashishi mumkin. Masalan, supraventrikulyar taxikardiya yoki qorinchalar taxikardiyasida bemor ko'krak qafasida bosuvchi og'riq va nafas qisqaligidan shikoyat qiladi. Elektrokardiogrammada esa o'ziga xos ritm buzilishlari qayd etiladi. O'tkir koronar sindromda aritmiyalar ikkilamchi bo'lib, ishemik jarayon tufayli yuzaga keladi, ammo boshqa yurak kasalliklarida ular asosiy kasallikning namoyon bo'lish shakli bo'lishi mumkin. Shuning uchun elektrokardiografik kuzatuv tashxisda katta yordam beradi.

Farqlash jarayonida klinik kuzatuvlar ham muhim ahamiyatga ega. Masalan, o'tkir koronar sindrom ko'pincha jismoniy mehnat, stress yoki sovuqda to'satdan paydo bo'ladi. Miokardit esa ko'proq gripp yoki boshqa virusli infeksiyadan keyin yuzaga keladi. Perikarditda esa og'riq yotganda kuchayib, o'tirganda kamayishi tashxisda asosiy farqlovchi belgi bo'lib xizmat qiladi. Shunday qilib, shifokor nafaqat instrumental va laborator natijalarga, balki og'riqning sharoitiga ham katta e'tibor qaratishi lozim.

Laborator tekshiruvlar tashxisni aniqlashda hal qiluvchi rol o'ynaydi. Troponin darajasi o'tkir koronar sindromda yuqori sezgirlik bilan ko'tariladi va bu yurak mushagida nekroz jarayoni borligini ko'rsatadi. Miokardit yoki boshqa kasalliklarda esa troponin darajasi ko'tarilishi mumkin, ammo bu ko'pincha yallig'lanish yoki boshqa jarayonlar bilan bog'liq bo'ladi. Shu bois troponin natijalarini faqat klinik belgilar bilan solishtirib baholash kerak.

Xulosa qilib aytganda, o'tkir koronar sindromni boshqa yurak kasalliklaridan farqlash uchun keng qamrovli va bosqichma-bosqich yondashuv zarur. Og'riqning tabiatini chuqur tahlil qilish, elektrokardiografiya va ekokardiografiya natijalarini baholash, laborator diagnostikadan foydalanish tashxisda muhim ahamiyat kasb etadi. Har bir kasallikning o'ziga xos belgilarini aniqlash shifokorga to'g'ri tashxis qo'yish imkonini beradi. Shu tarzda bemorga mos va samarali davolash choralarini belgilash, hayotini saqlab qolish va asoratlarning oldini olish mumkin bo'ladi.

3.2. O‘tkir koronar sindromni yurakdan tashqari patologiyalar (pulmonar emboliya, aorta diseksiyasi, plevrit va b.) bilan differensial diagnostika qilish

O‘tkir koronar sindrom tashxisi nafaqat boshqa yurak kasalliklaridan, balki yurakdan tashqari bir qator hayot uchun xavfli patologiyalardan ham farqlanishi zarur. Chunki ko‘krak qafasida og‘riq, nafas qisqaligi, hushdan ketish, qon bosimi o‘zgarishi kabi belgilar yurakdan tashqari bir nechta kasalliklarda ham uchraydi. Pulmonar emboliya, aorta diseksiyasi, plevrit, o‘pka kasalliklari yoki qizilo‘ngach bilan bog‘liq kasalliklar o‘tkir koronar sindromni eslatuvchi simptomlar beradi. Shuning uchun shifokor har bir belgini chuqur tahlil qilib, differensial diagnostika yondashuvini qo‘llashi zarur bo‘ladi.

Pulmonar emboliya klinik jihatdan o‘tkir koronar sindromga eng ko‘p o‘xshash kasalliklardan biridir. Pulmonar arteriya shoxlariga tromb tiqilib qolishi natijasida to‘satdan nafas qisqaligi, ko‘krak qafasida kuchli og‘riq, ba’zan esa qonli balg‘am ajralishi yuzaga keladi. Bu belgilar yurakning chap qorinchasi ishemiyasida kuzatiladigan og‘riqlarga o‘xshab ketadi. Lekin differensial diagnostikada ayrim farqlovchi belgilar muhim ahamiyat kasb etadi. Masalan, pulmonar emboliyada og‘riq ko‘proq nafas olish va yo‘tal paytida kuchayadi, yurak kasalligida esa og‘riq jismoniy zo‘riqish bilan kuchayadi. Elektrokardiogrammada ham farqlar kuzatiladi: o‘tkir koronar sindromda ST segmentining o‘zgarishlari aniqlansa, pulmonar emboliyada ko‘proq o‘ng yurak bo‘limlarining zo‘riqish belgilariga e’tibor qaratiladi. Shu bilan birga, qon tahlilida D-dimer darajasining yuqoriligi emboliyani ko‘rsatib beradi, bu esa tashxisni to‘g‘ri yo‘naltiradi.

Aorta diseksiyasi ham o‘tkir koronar sindrom bilan adashib ketadigan kasalliklardan biridir. Bu kasallikda aorta devorining ichki qavati yorilib, qon qatlamlar orasiga kirib boradi. Natijada bemorda ko‘krak qafasida to‘satdan paydo bo‘ladigan, juda kuchli va “yirtuvchi” og‘riq kuzatiladi. Bu og‘riq orqa, bel va qorin tomonga tarqalishi bilan o‘tkir koronar sindromdagi og‘riqdan farq qiladi. Aorta diseksiyasida qon bosimi ikki qo‘lda turlicha bo‘lishi, pulsning notekis sezilishi yoki butunlay yo‘qolishi mumkin. Shu bilan birga, ekokardiografiya yoki kompyuter tomografiya yordamida aorta devoridagi yorilish aniq ko‘rinadi. Bu kasallikni vaqtida aniqlash juda muhim, chunki u o‘tkir koronar sindromdan ham tez o‘limga olib kelishi mumkin.

Plevritda ham ko‘krak qafasida og‘riq kuzatiladi. Plevra yallig‘langanida og‘riq ko‘proq nafas olayotganda, yo‘tal paytida va chuqur nafas olganda kuchayadi. O‘tkir koronar sindromdagi og‘riq esa odatda doimiy va siquvchi bo‘ladi, nafas harakatlari bilan bevosita bog‘liq emas. Auskultatsiya paytida plevritda plevral ishqalanish shovqini aniqlanishi mumkin. Rentgen tekshiruvlari yordamida o‘pkada yallig‘lanish yoki suyuqlik to‘planishi aniqlanadi, bu esa tashxisni osonlashtiradi.

Qizilo‘ngach kasalliklari ham o‘tkir koronar sindromni eslatuvchi simptomlar berishi mumkin. Masalan, qizilo‘ngachning spazmi yoki reflyuks kasalligi ko‘krak qafasida yonuvchi, siquvchi og‘riq paydo qiladi. Bu og‘riq ba’zan chap qo‘l va bo‘yin tomonga tarqalib, yurak og‘rig‘iga o‘xshaydi. Lekin odatda u ovqat yeganda yoki yotganda kuchayadi, suyuqlik ichilganda esa kamayadi. Bu xususiyat tashxis qo‘yishda muhim yordam beradi. Endoskopiya yoki qizilo‘ngachning kontrastli rentgen tekshiruvlari orqali tashxis tasdiqlanadi.

Differensial diagnostika jarayonida klinik kuzatishlar bilan bir qatorda instrumental va laborator tekshiruvlar ham muhim ahamiyatga ega. Elektrokardiografiya, kompyuter tomografiya, magnit-rezonans tomografiya, ko‘krak qafasi rentgenografiyasi, qon tahlillari va biomarkerlarni baholash orqali tashxis aniq yo‘naltiriladi. Masalan, pulmonar emboliyada D-dimer darajasi yuqori bo‘lsa, aorta diseksiyasida esa KT yoki MRT yordamida qatlamlar orasiga kirib qolgan qon aniq ko‘rinadi. O‘tkir koronar sindromda esa troponinlar ko‘tariladi va miokard nekrozi belgilanadi.

O‘tkir koronar sindromni yurakdan tashqari patologiyalardan farqlash shifokordan keng klinik bilim, diqqat va tajriba talab etadi. Har bir bemorda simptomlarni batafsil o‘rganib, instrumental tekshiruvlar bilan taqqoslash orqali to‘g‘ri tashxis qo‘yish mumkin bo‘ladi. Aks holda noto‘g‘ri tashxis qo‘yilishi bemorning hayotiga xavf tug‘dirishi mumkin. Shu sababli differensial diagnostika yurak kasalliklarida shifokor faoliyatining eng muhim bosqichlaridan biri hisoblanadi.

O‘tkir koronar sindrom tashxisida yurakdan tashqari kasalliklarni istisno qilish ko‘pincha hayotiy ahamiyatga ega bo‘ladi, chunki bu kasalliklar ham qisqa vaqt ichida og‘ir asoratlar va hatto o‘limga olib kelishi mumkin. Pulmonar emboliya, aorta diseksiyasi, plevrit, qizilo‘ngach kasalliklari, o‘pka patologiyalari, nevrologik sindromlar va hatto psixosomatik buzilishlar klinik jihatdan ko‘krak qafasi og‘rig‘i bilan namoyon bo‘lishi mumkin. Shifokor noto‘g‘ri tashxis qo‘ysa, o‘tkazib yuborilgan vaqt bemorning hayotini saqlab qolishda hal qiluvchi bo‘lishi mumkin. Shu sababli differensial diagnostika jarayonida barcha ehtimoliy kasalliklar birma-bir ko‘rib chiqilishi lozim.

Pulmonar emboliya tashxisida shifokor o‘tkir koronar sindromdan farqli belgilarni qidiradi. Pulmonar emboliya odatda pastki oyoqlarda trombozdan keyin rivojlanadi, shuning uchun bemorda avval oyoq shishishi, og‘riq yoki qizarish kuzatilishi mumkin. O‘tkir koronar sindromda bunday belgilar kuzatilmaydi. Nafas qisqaligi va yo‘tal paytida og‘riq kuchayishi ham emboliya uchun xosdir. Elektrokardiografiyada o‘ng yurak qorinchasining zo‘riqish belgilari, rentgen tekshiruvlarida o‘pkada qon oqimining notekisligi aniqlanadi. Spiral kompyuter tomografiya pulmonar angiografiya emboliyani tasdiqlovchi eng muhim metod hisoblanadi. Shu orqali kasallikni ishemiyadan farqlash mumkin.

Aorta diseksiyasi tashxisida ham klinik belgilar juda muhimdir. Bemor ko‘krak qafasida birdaniga paydo bo‘ladigan, chidab bo‘lmas darajadagi og‘riqni ta’riflaydi. Bu og‘riq ko‘pincha orqa, bel, qorinning yuqori qismiga tarqaladi. O‘tkir koronar sindromda og‘riq siquvchi va davomli bo‘lsa, aorta diseksiyasida og‘riq keskin, “yirtilib ketayotgandek” bo‘ladi. Bemorning qon bosimi tezda o‘zgarib ketishi, ikki qo‘lda pulsning turlicha bo‘lishi, nevrologik belgilar paydo bo‘lishi tashxisda muhim ahamiyat kasb etadi. Ko‘krak qafasi ultratovush tekshiruvida yoki kontrastli kompyuter tomografiyada aorta devoridagi yorilish aniq ko‘rinadi. Bu kasallikni o‘tkir koronar sindromdan tez va aniq farqlash zarur, chunki davolash taktikasi butunlay boshqacha bo‘ladi.

Plevritda ham ko‘krak qafasida og‘riq bo‘lishi mumkin, lekin u asosan nafas olish, yo‘tal yoki chuqur nafas olganda kuchayadi. Bu og‘riq odatda keskin, sanchuvchi bo‘lib, yotgan holatda kuchayadi, o‘tirganda esa kamayishi mumkin. Auskultatsiya paytida plevral ishqalanish shovqini eshitilishi tashxis uchun juda muhim belgidir. Shuningdek, plevrit odatda isitma, yo‘tal, umumiy zaiflik bilan kechadi. Ko‘krak qafasi rentgenogrammasida yoki ultratovushda plevral bo‘shliqda suyuqlik aniqlanadi. Bunday belgilar o‘tkir koronar sindromga xos emas, shu sababli tashxis ancha osonlashadi.

Qizilo‘ngach kasalliklari ham ko‘krak qafasida og‘riqni yuzaga keltirishi mumkin. Masalan, qizilo‘ngach spazmida bemor o‘tkir siquvchi og‘riqni his qiladi, bu og‘riq chap qo‘l yoki bo‘yin tomon tarqalishi mumkin. Reflyuks kasalligida esa yonuvchi og‘riq kuzatiladi, u ovqatdan keyin kuchayadi va suyuqlik ichganda kamayadi. Bu belgilar yurak ishemiyasidan farqli bo‘lib, odatda jismoniy faoliyat bilan bog‘liq emas. Diagnostikada endoskopiya, pH monitoring va qizilo'ngachning kontrastli rentgen tekshiruvlari yordam beradi.

O'pka kasalliklari ham o'tkir koronar sindromni eslatuvchi simptomlar berishi mumkin. Masalan, pnevmoniyada ko'krak qafasida og'riq, nafas qisqaligi, isitma va yo'tal kuzatiladi. Rentgen yoki kompyuter tomografiyada o'pkada infiltrat aniqlanishi tashxisni osonlashtiradi. O'pka o'smalari ham ko'krak qafasida og'riq berishi mumkin, lekin ular odatda asta-sekin kuchayadi, yillar davomida rivojlanadi va qo'shimcha belgilar sifatida vazn yo'qotish, uzoq davom etuvchi yo'tal kuzatiladi.

Nevrologik sindromlar ham differensial diagnostikada hisobga olinishi lozim. Masalan, interkostal nevralgiya ko'krak qafasida o'tkir og'riq bilan namoyon bo'ladi, u odatda muayyan nerv yo'nalishida seziladi, harakat yoki nafas olish bilan kuchayadi. Bunday og'riq yurakdan kelib chiqadigan og'riqdan farqli ravishda tana holatini o'zgartirganda kamayishi yoki kuchayishi mumkin. Shu belgi tashxisda muhim yordam beradi.

Psixosomatik buzilishlar ham ko‘krak qafasida og‘riq sindromiga sabab bo‘lishi mumkin. Bunday hollarda bemor odatda kuchli stress, xavotir yoki depressiyadan keyin og‘riqni sezadi. Elektrokardiografiya va boshqa tekshiruvlar normal bo‘lsa ham, bemor o‘zida yurak kasalligi bor deb hisoblaydi. Bunday holatlarda shifokor nafaqat yurak kasalliklarini istisno qilishi, balki bemorga psixologik yordam ham ko‘rsatishi kerak bo‘ladi.

Xulosa qilib aytganda, o‘tkir koronar sindromni yurakdan tashqari patologiyalardan farqlash shifokorning eng muhim vazifalaridan biridir. Har bir kasallikning o‘ziga xos klinik, instrumental va laborator belgilari mavjud bo‘lib, ularni chuqur tahlil qilish orqali to‘g‘ri tashxis qo‘yish mumkin. Pulmonar emboliya, aorta diseksiyasi va plevrit kabi kasalliklar tez rivojlanib, bemorning hayotiga bevosita xavf tug‘diradi. Shu sababli ularni o‘tkir koronar sindromdan tez va aniq ajratish davolashning samaradorligini belgilaydi. Har bir bemorda simptomlar, laborator natijalar va instrumental tekshiruvlar birgalikda baholanishi zarur. Bu yondashuv bemor hayotini saqlab qolishda va asoratlarning oldini olishda eng to‘g‘ri yo‘l hisoblanadi.

3.3. Differensial diagnostika asosida tashxis qo‘yish va davolash taktikasini belgilash

O‘tkir koronar sindrom tashxisini qo‘yishda differensial diagnostika o‘ziga xos markaziy o‘rinni egallaydi, chunki ko‘krak qafasidagi og‘riq va unga o‘xshash klinik belgilar ko‘plab yurak va yurakdan tashqari kasalliklarda uchraydi. Shifokor tashxis qo‘yishda bir qadamda to‘g‘ri yo‘lni tanlashi uchun klinik tafakkur, amaliy tajriba va zamonaviy diagnostika usullarini uyg‘unlashtirishi lozim. Differensial diagnostikaning asosiy vazifasi – bemorda mavjud simptomlarning asl sababini aniqlash va unga mos davolash strategiyasini ishlab chiqishdir. Agar shifokor bemorda o‘tkir koronar sindrom mavjud deb taxmin qilsa, lekin aslida u boshqa kasallik bo‘lsa, berilgan davolash nafaqat foydasiz, balki hayot uchun xavfli bo‘lishi mumkin. Shu sababli tashxis jarayoni hech qachon faqat bir belgiga asoslanmasdan, balki kompleks yondashuv orqali amalga oshirilishi shart.

Differensial diagnostika jarayonida birinchi navbatda bemorning shikoyatlari chuqur o‘rganiladi. Og‘riqning qachon paydo bo‘lgani, uning davomiyligi, xarakteri, tarqalishi va kuchayish-kamayishiga ta’sir qiluvchi omillar tahlil qilinadi. O‘tkir koronar sindromda og‘riq odatda jismoniy zo‘riqish, stress yoki sovuq sharoitda paydo bo‘ladi va bemorda siquvchi, bosuvchi xususiyatga ega bo‘ladi. Agar og‘riq nafas olish, yo‘tal yoki tana holati bilan bog‘liq bo‘lsa, bu boshqa kasallikdan darak beradi. Shuningdek, og‘riqning tarqalish yo‘nalishi ham tashxisda muhim ahamiyat kasb etadi. Masalan, o‘tkir koronar sindromda og‘riq chap qo‘l, bo‘yin yoki pastki jag‘ tomonga tarqaladi, boshqa kasalliklarda esa bunday tarqalish kuzatilmaydi.

Fizik tekshiruvda bemorning umumiy ahvoli, teri rangi, nafas olish tezligi, yurak urish chastotasi, qon bosimi, puls sifati va ko‘krak qafasida auskultatsiya belgilariga e’tibor qaratiladi. O‘tkir koronar sindromda ko‘pincha teri oqarishi, sovuq ter, yurak urish tezlashishi yoki ba’zan sustlashishi aniqlanadi. Shuningdek, yurak tonlarining bo‘g‘iq eshitilishi, ayrim hollarda aritmiyalar kuzatilishi mumkin. Agar auskultatsiya paytida plevral ishqalanish shovqini eshitilsa, bu plevritni ko‘rsatadi. Pulsning bir qo‘lda kuchli, ikkinchisida sust bo‘lishi yoki umuman sezilmasligi aorta diseksiyasidan dalolat beradi.

Instrumental tekshiruvlar tashxisni yanada aniqroq qilish imkonini beradi. Elektrokardiografiya o‘tkir koronar sindrom tashxisida birlamchi ahamiyatga ega bo‘lib, unda ST segmenti ko‘tarilishi yoki depressiyasi, T tishi inversiyasi, patologik Q tishi paydo bo‘lishi kabi belgilar aniqlanadi. Ammo ayrim hollarda elektrokardiogrammada o‘zgarishlar noaniq bo‘lishi mumkin, shu boisdan seriyali elektrokardiografiya yoki doimiy monitoring muhim rol o‘ynaydi. Echokardiografiya yordamida yurak mushagining qisqarish qobiliyati, devor harakatidagi buzilishlar, qopqoqchalardagi o‘zgarishlar baholanadi. Aorta diseksiyasida esa ekokardiografiya yoki kompyuter tomografiyada aorta devorining yorilishi ko‘rinadi. Pulmonar emboliyada spiral kompyuter tomografiya angiografiyasi tashxisni tasdiqlashda hal qiluvchi ahamiyat kasb etadi.

Laborator tekshiruvlarda o‘tkir koronar sindrom tashxisida troponinlar asosiy marker hisoblanadi. Troponin I va T darajasining oshishi miokard nekrozini ko‘rsatadi. CK-MB va boshqa biomarkerlar qo‘shimcha ahamiyatga ega bo‘lib, tashxisni tasdiqlashga yordam beradi. Pulmonar emboliyada esa D-dimer darajasi yuqori bo‘ladi, bu kasallikni yurak ishemiyasidan farqlashda muhimdir. Miokarditda yallig‘lanish belgilarining kuchayishi kuzatiladi, lekin troponin ko‘tarilishi har doim ham miokard nekrozi bilan bog‘liq bo‘lmaydi. Shu tarzda laborator natijalar klinik va instrumental belgilar bilan taqqoslanib baholanishi zarur.

Differensial diagnostika asosida tashxis qo‘yilgach, davolash taktikasini aniqlash bosqichi boshlanadi. Agar o‘tkir koronar sindrom tasdiqlansa, davolashning asosiy maqsadi miokardga qon oqimini tezda tiklash, nekroz jarayonini cheklash va asoratlarning oldini olishdir. Bunda antitrombotsitar vositalar, antikoagulyantlar, trombolitik terapiya yoki perkutan koronar intervension usullar qo‘llaniladi. Agar bemorda aorta diseksiyasi aniqlansa, bu holda darhol jarrohlik aralashuvi ko‘rib chiqiladi, chunki dori-darmon bilan davolash yetarli emas.

Pulmonar emboliyada esa antikoagulyant terapiya, ayrim hollarda trombolitik vositalar va vena kavaga filtr o‘rnatish tavsiya etiladi. Plevritda esa asosiy davolash yallig‘lanishga qarshi preparatlar va etiologik sababni bartaraf etishga qaratiladi.

Demak, differensial diagnostika nafaqat tashxis qo‘yishda, balki davolash strategiyasini tanlashda ham hal qiluvchi rol o‘ynaydi. To‘g‘ri tashxis qo‘yilmasa, noto‘g‘ri davolash bemor hayotini xavf ostiga qo‘yishi mumkin. Shu sababli har bir bosqichda shifokor klinik tafakkurni qo‘llashi, mavjud belgilarni solishtirishi va zarur hollarda qo‘shimcha tekshiruvlardan foydalanishi zarur.

Differensial diagnostika asosida tashxis qo‘yish jarayoni yakunlanganidan so‘ng davolash taktikasini tanlash masalasi birinchi o‘ringa chiqadi. O‘tkir koronar sindrom tashxisida vaqt hal qiluvchi ahamiyatga ega. Har bir daqiqa kechikish yurak mushagining qo‘shimcha hujayralarining nobud bo‘lishiga olib keladi. Shuning uchun tashxis qo‘yish bilan bir vaqtda shoshilinch davolash choralari ham boshlanishi lozim. Bunda asosiy maqsad koronar qon oqimini tiklash, miokardning ishemik hududini cheklash, og‘riq sindromini bartaraf etish va asoratlarning oldini olishdan iborat.

Davolash taktikasi bemorning holatiga, tashxis qo‘yilgan o‘tkir koronar sindrom turiga va hamroh kasalliklarning mavjudligiga qarab belgilanadi. ST segmenti ko‘tarilishi bilan kechuvchi infarktda asosiy davolash usuli – qon oqimini tezda tiklashdir. Bunda ikki asosiy yo‘l mavjud: perkutan koronar intervension usul va trombolitik terapiya. Agar bemor maxsus markazga olib kelingan bo‘lsa va zarur sharoit mavjud bo‘lsa, birinchi navbatda perkutan koronar intervension usuli bajariladi. Bu usulda toraygan yoki yopilgan koronar arteriyaga maxsus kateter yordamida kirilib, stent o‘rnatiladi. Natijada qon oqimi tezda tiklanadi va miokard nekrozi chegaralanadi. Agar bunday imkoniyat mavjud bo‘lmasa, bemorga trombolitik terapiya buyuriladi. Trombolitik vositalar qonni suyultiradi va hosil bo‘lgan trombni eritib yuboradi.

ST segmenti ko‘tarilishi kuzatilmagan o‘tkir koronar sindromda davolash taktikasining asosiy yo‘nalishi trombotsitlar faoliyatini cheklash, qon ivishini oldini olish va yurak yuklamasini kamaytirishdan iborat. Bunday holatlarda antitrombotsitar preparatlar, antikoagulyantlar, beta-blokatorlar, nitratlar va statinlar keng qo'llaniladi. Ularning kombinatsiyasi bemorning klinik holatiga qarab tanlanadi. Davolash davomida bemor doimiy kuzatuv ostida bo'lishi zarur, chunki holatning yomonlashuvi, ritm buzilishlari yoki yurak yetishmovchiligi asorat sifatida yuzaga kelishi mumkin.

Differensial diagnostika asosida tashxis noto'g'ri qo'yilmasligi kerak, chunki boshqa kasalliklarda o'tkir koronar sindromga xos bo'lgan dori-darmonlarni qo'llash xavfli bo'lishi mumkin. Masalan, aorta diseksiyasida antikoagulyant yoki trombolitik preparat berilishi aortaning yorilishi va hayot uchun xavfli qon ketishga olib keladi. Shuning uchun bunday holatlarda shifokor birinchi navbatda aortani tekshirishi, instrumental usullar orqali tashxisni aniqlashi va bemorni jarrohlik muolajaga tayyorlashi zarur. Pulmonar emboliyada ham shoshilinch tashxis va to'g'ri davolash muhimdir. Bu kasallikda qon ivishini oldini oluvchi preparatlar asosiy davolash vositasi hisoblanadi.

Ayrim hollarda esa kateter orqali trombni chiqarib tashlash yoki vena kavaga maxsus filtr o‘rnatish zarur bo‘ladi.

Yurakdan tashqari kasalliklarda differensial diagnostika natijalari asosida to‘g‘ri davolash strategiyasi ishlab chiqiladi. Masalan, plevrit aniqlanganida bemorga yallig‘lanishga qarshi dori vositalari, antibiotiklar yoki antiviral preparatlar buyuriladi. Agar sabab autoimmun jarayon bo‘lsa, kortikosteroidlar qo‘llanadi. Miokarditda esa davolash yallig‘lanish jarayonini kamaytirishga va yurak mushagi faoliyatini qo‘llab-quvvatlashga qaratiladi. Bu kasallikda noto‘g‘ri ravishda o‘tkir koronar sindrom davosi qo‘llanilsa, bemorda foyda emas, balki zarar bo‘lishi mumkin.

Shifokor differensial diagnostika asosida nafaqat tashxis va davolashni tanlaydi, balki bemorning keyingi hayot tarzini ham shakllantiradi. O‘tkir koronar sindrom tashxisi tasdiqlangan bemorlarga parhezga rioya qilish, chekishni tashlash, jismoniy faoliyatni to‘g‘ri taqsimlash va muntazam dori vositalarini qabul qilish tavsiya etiladi. Bundan tashqari, xavf omillarini kamaytirish uchun arterial gipertoniya, qandli diabet va dislipidemiya kabi holatlar nazorat ostiga olinishi kerak. Agar differensial diagnostika natijasida boshqa kasallik aniqlansa, bemor uchun mos reabilitatsiya dasturi ishlab chiqiladi.

Shu bois differensial diagnostika asosida tashxis qo'yish va davolash taktikasini belgilash klinik amaliyotning eng muhim bosqichlaridan biridir. Har bir bosqichda shifokor hushyor, e'tiborli va ilmiy yondashuv asosida qaror qabul qilishi kerak. To'g'ri tashxis – to'g'ri davolashning kafolati, noto'g'ri tashxis esa bemor hayoti uchun jiddiy xavf tug'dirishi mumkin. Zamonaviy tibbiyot sharoitida mavjud diagnostika imkoniyatlari, laborator va instrumental tekshiruvlar, hamda klinik tajriba uyg'unlashgandagina eng to'g'ri qarorga kelish mumkin.

XULOSA

O‘tkir koronar sindrom zamonaviy kardiologiyada eng muhim va dolzarb muammolardan biri bo‘lib qolmoqda. Ushbu sindrom o‘zining yuqori tarqalishi, kutilmagan va og‘ir asoratlari, shuningdek, nogironlik va o‘lim ko‘rsatkichlarini oshirishi bilan ahamiyat kasb etadi. Monografiya davomida o‘tkir koronar sindromning nazariy asoslari, etiologiyasi, patogenezi, epidemiologiyasi, xavf omillari, klinik ko‘rinishlari, tashxislash usullari, laborator va instrumental tekshiruvlari, hamda differensial diagnostika va davolash taktikasi keng yoritildi. Bu masalalarning har biri klinik amaliyotda alohida ahamiyatga ega bo‘lib, shifokor uchun bemorga to‘g‘ri tashxis qo‘yish va unga mos davolashni belgilashda ishonchli yo‘l-yo‘riq vazifasini bajaradi.

O‘tkir koronar sindromning nazariy asoslarini o‘rganish yurak mushagidagi qon aylanishining keskin buzilishi va shu jarayonning oqibatlarini tushunishda zarurdir. Etiologik omillar orasida aterosklerotik jarayonning ustuvorligi, tromb hosil bo‘lishi, spazmlar, yallig‘lanish va boshqa qo‘shimcha sabablar alohida ta’kidlandi. Patogenezda esa aterosklerotik blyashkaning yorilishi, trombning hosil bo‘lishi va koronar arteriyalarning o‘tkazuvchanligi pasayishi asosiy mexanizm sifatida qaraldi. Ushbu bilimlar tashxis va davolashning keyingi bosqichlarini asoslash uchun zaruriy poydevor yaratadi.

Epidemiologik ma’lumotlar o‘tkir koronar sindromning global miqyosdagi ahamiyatini ko‘rsatib beradi. Jahon sog‘liqni saqlash tashkiloti hamda ko‘plab yirik klinik tadqiqotlarning ma’lumotlari shuni isbotlaydiki, o‘tkir koronar sindrom har yili millionlab insonlarning hayotini xavf ostiga qo‘yadi. Ayniqsa, xavf omillarining keng tarqalishi – noto‘g‘ri ovqatlanish, gipodinamika, chekish, spirtli ichimliklarni suiiste’mol qilish, stress, arterial gipertoniya, qandli diabet va dislipidemiya kasallikning oldini olishni yanada murakkablashtiradi. Shu nuqtayi nazardan, xavf omillarini erta aniqlash, ularni kamaytirish bo‘yicha chora-tadbirlarni amalga oshirish kasallikning tarqalishini sekinlashtirish va uning oqibatlarini kamaytirishda muhim hisoblanadi.

Klinik ko‘rinishlarning turfa xilligi tashxisni yanada murakkablashtiradi. O‘tkir koronar sindromning tipik belgisi ko‘krak qafasidagi og‘riq bo‘lsa-da, uning intensivligi, davomiyligi va tarqalishi bemordan bemorga farq qiladi. Ayrim hollarda noan’anaviy belgilar – nafas qisishi, hushdan ketish, qorinda og‘riq, zaiflik yoki ko‘ngil aynishi asosiy simptom sifatida namoyon bo‘lishi mumkin. Bu holat ayniqsa yoshi katta, qandli diabetli bemorlarda kuzatiladi. Shu sababli shifokor klinik tafakkur jarayonida har qanday shubhali simptomlarni e’tiborsiz qoldirmasdan, ularni batafsil tahlil qilishi kerak. Tasniflash mezonlari esa tashxis va davolash taktikasini tanlashda hal qiluvchi ahamiyat kasb etadi.

Tashxislash usullarining keng ko‘lamda qo‘llanilishi o‘tkir koronar sindromni boshqa kasalliklardan ajratib olishda asosiy vosita bo‘lib xizmat qiladi. Anamnez va fizik tekshiruvlar dastlabki klinik taassurotni shakllantiradi, ammo to‘liq tashxis uchun laborator va instrumental tekshiruvlar zarurdir. Troponinlar miqdorini aniqlash, CK-MB, mioglobin va boshqa biomarkerlarni baholash miokard nekrozini tasdiqlashda muhimdir. Elektrokardiografiya va uning monitoringi, echokardiografiya, kompyuter tomografiya va magnit-rezonans tomografiya o'tkir koronar sindromni tez va aniq aniqlashda asosiy qurollardir.

Differensial diagnostika bo'limida o'tkir koronar sindromni yurakning boshqa kasalliklari, shuningdek, yurakdan tashqari kasalliklardan farqlash zaruriyati chuqur yoritildi. Aorta diseksiyasi, pulmonar emboliya, miokardit, plevrit, o'pka kasalliklari va boshqa patologiyalar ko'krak qafasidagi og'riq bilan namoyon bo'lishi mumkin. Ularni bir-biridan ajratish hayotiy muhimdir, chunki noto'g'ri tashxis qo'yilishi bemor hayotini xavf ostiga qo'yadi. Masalan, aorta diseksiyasida trombolitik vositalarni qo'llash og'ir oqibatlarga olib kelishi mumkin. Shu sababli tashxis jarayonida har bir belgi sinchiklab baholanishi, laborator va instrumental natijalar to'plangan holda yakuniy qaror qabul qilinishi lozim.

Davolash taktikasini belgilashda differensial diagnostika natijalari asosiy yo‘nalishni ko‘rsatadi. O‘tkir koronar sindrom tasdiqlangan hollarda asosiy maqsad – qon oqimini tiklash va yurak mushagining zararlanishini kamaytirish. Trombolitik terapiya, perkutan koronar intervension usullar, antitrombotsitar va antikoagulyant preparatlar zamonaviy davolashning ajralmas qismi hisoblanadi. Agar boshqa patologiya aniqlansa, davolash tamoyillari butunlay boshqacha bo‘ladi. Masalan, pulmonar emboliyada antikoagulyantlar, plevritda yallig‘lanishga qarshi preparatlar, aorta diseksiyasida esa jarrohlik aralashuv asosiy davolash usuli hisoblanadi.

Monografiyada o‘tkir koronar sindromning nazariy, amaliy va klinik jihatlari izchil yoritildi. Ushbu bilimlar shifokor uchun nafaqat tashxis qo‘yishda, balki davolash strategiyasini ishlab chiqishda ham muhim ahamiyat kasb etadi. To‘g‘ri tashxis va to‘g‘ri davolash bemorning hayotini saqlab qolish imkonini beradi.

O‘tkir koronar sindrom bo‘yicha olib borilgan ilmiy izlanishlar, amaliy kuzatuvlar va klinik tahlillar shuni ko‘rsatadiki, ushbu sindromni o‘z vaqtida aniqlash va samarali davolash bugungi tibbiyot oldida turgan eng katta vazifalardan biridir. Kasallikning keng tarqalishi, og‘ir oqibatlari va tez-tez uchrashi uni nafaqat kardiologlarning, balki umumiy amaliyot shifokorlari, tez tibbiy yordam xodimlari va boshqa mutaxassislarning diqqat markazida saqlashni talab qiladi. Monografiyada keltirilgan nazariy va amaliy ma’lumotlar shifokorga klinik qaror qabul qilishda, tashxis va davolash strategiyasini ishlab chiqishda keng yordam beradi.

Avvalo, o‘tkir koronar sindromning etiologiyasi va patogenezi chuqur tahlil qilinishi tashxisning ilmiy asoslarini shakllantiradi. Ateroskleroz jarayonining rivojlanishi, koronar arteriyalardagi blyashka yorilishi va tromb hosil bo‘lishi – kasallikning markaziy mexanizmlari hisoblanadi. Bularning barchasi yurak mushagida ishemik jarayonni boshlaydi, bu esa og‘riq, yurak ritmining buzilishi, yurak yetishmovchiligi kabi klinik belgilarda o‘z ifodasini topadi. Patogenezni chuqur tushunish shifokorga nafaqat tashxis qo‘yishda, balki davolash vositalarini tanlashda ham ilmiy asos beradi. Masalan, trombolitik terapiya yoki antitrombotsitar vositalar qo‘llanilishi aynan ushbu patogenetik mexanizmni bartaraf etishga qaratilgan.

Epidemiologik tahlillar o‘tkir koronar sindromning jamiyat salomatligiga ko‘rsatadigan ta’sirini aniq ko‘rsatadi. Kasallikning keng tarqalishi bevosita xavf omillari bilan bog‘liqdir. Noto‘g‘ri ovqatlanish, gipodinamika, chekish, spirtli ichimliklarni ko‘p iste’mol qilish, ruhiy stress, arterial gipertoniya, qandli diabet va lipid almashinuvi buzilishlari ushbu sindrom uchun asosiy zamin yaratadi. Shu sababli profilaktik chora-tadbirlarni amalga oshirish, sog‘lom turmush tarzini targ‘ib qilish va xavf omillarini erta kamaytirish jamiyat miqyosida muhim vazifalardan biridir.

Klinik ko‘rinishlarning turfa xilligi tashxis jarayonini murakkablashtiradi, biroq shifokor tajribasi va klinik tafakkuri bu qiyinchiliklarni yengishga yordam beradi. Ko‘krak qafasidagi og‘riqning tipik va atipik shakllarini farqlash, ularning tarqalish yo‘nalishini aniqlash, qo‘shimcha simptomlarni baholash tashxisda katta ahamiyatga ega. Ayniqsa, qandli diabetli, yoshi katta va ayollarda noan’anaviy belgilar ustun bo‘lishi mumkinligi doimo yodda saqlanishi kerak.

Tashxislash usullarining kompleks qo‘llanilishi shifokorga ishonchli qaror qabul qilish imkonini beradi. Anamnez va fizik tekshiruvdan tashqari, laborator va instrumental usullar tashxisni tasdiqlash uchun zarurdir. Troponin I va T darajasining ko‘tarilishi miokard nekrozini ishonchli ko‘rsatadi. Elektrokardiografiya esa o‘tkir koronar sindrom tashxisida eng muhim birlamchi usul bo‘lib qolmoqda. Zamonaviy texnologiyalar – ekokardiografiya, kompyuter tomografiya va magnit-rezonans tomografiya tashxisni yanada ishonchli qiladi. Bu usullar yordamida nafaqat o‘tkir koronar sindrom, balki unga o‘xshash boshqa kasalliklarni ham farqlash mumkin.

Differensial diagnostikaning ahamiyati ayniqsa yuksakdir. O‘tkir koronar sindrom ko‘rinish jihatidan aorta diseksiyasi, pulmonar emboliya, miokardit, plevrit, o‘pka kasalliklari va hatto me’da-ichak tizimining ayrim patologiyalariga o‘xshab ketishi mumkin. Bu kasalliklarni bir-biridan ajratib olish shifokordan yuqori klinik tafakkur va bilim talab qiladi. Har bir tashxisning o‘ziga xos belgilari, laborator ko‘rsatkichlari va instrumental natijalari mavjud.

Ularga asoslanib yakuniy tashxis qo'yilishi bemor hayotini saqlab qolishda hal qiluvchi rol o'ynaydi.

Davolash taktikasini tanlash differensial diagnostika natijalariga bog'liqdir. Agar o'tkir koronar sindrom tasdiqlansa, asosiy yo'nalish – koronar qon oqimini tiklash va yurak mushagidagi nekroz jarayonini cheklashdir. Trombolitik terapiya, perkutan koronar intervension usullar, antitrombotsitar va antikoagulyant vositalar, beta-blokatorlar, nitratlar va statinlar zamonaviy davolashning poydevorini tashkil etadi. Agar boshqa kasallik aniqlansa, davolash tamoyillari tubdan farq qiladi: aorta diseksiyasida jarrohlik, pulmonar emboliyada antikoagulyant terapiya, plevritda yallig'lanishga qarshi vositalar va etiologik davolash qo'llaniladi. Bu esa tashxisning to'g'ri qo'yilishi davolashning muvaffaqiyatiga bevosita ta'sir qiladiganini yaqqol ko'rsatadi.

Xulosa qilib aytganda, o'tkir koronar sindrom – zamonaviy tibbiyotning dolzarb muammosi bo'lib, uning tashxisi va davosi kompleks yondashuvni talab qiladi. Kasallikning nazariy asoslarini bilish, xavf omillarini chuqur tahlil qilish, klinik ko'rinishlarini farqlash, laborator va instrumental tekshiruvlardan to‘g‘ri foydalanish, differensial diagnostikani sinchiklab amalga oshirish va yakunda samarali davolash taktikasi ishlab chiqish shifokorning asosiy vazifasi hisoblanadi. Har bir bosqichda aniqlik, hushyorlik va ilmiy yondashuv zarur. Ana shundagina bemor hayotini saqlab qolish va uning sog‘lig‘ini tiklash imkoniyati ortadi.

Monografiyada berilgan ilmiy xulosalar, klinik tavsiyalar va amaliy yo‘nalishlar nafaqat mutaxassis shifokorlar uchun, balki talabalarga, magistrlarga, rezidentlarga ham qo‘llanma sifatida xizmat qilishi mumkin. Chunki ushbu bilimlar kasbiy mahoratni oshirish, klinik tafakkurni rivojlantirish va bemorlar uchun eng yaxshi natijalarga erishishda muhim o‘rin tutadi.

FOYDALANILGAN ADABIYOTLAR RO'YXATI

1. Абдуллаев А.Х., Каримов У.Б. Кардиология. – Т.: Ibn Sino, 2018. – 624 б.
2. Алиев Ж.А. Внутренние болезни: Кардиология. – М.: МЕДпресс, 2019. – 736 с.
3. Ахмедов Ф.Ж. Yurak-qon tomir kasalliklari klinikasi. – Т.: Tibbiyot nashriyoti, 2017. – 580 б.
4. Braunwald E. Heart Disease: A Textbook of Cardiovascular Medicine. – 12th ed. – Philadelphia: Elsevier, 2022. – 1648 p.
5. European Society of Cardiology (ESC). Guidelines for the management of acute coronary syndromes. – Eur Heart J., 2020; 41(3): 119–177.
6. Harrison's Principles of Internal Medicine. – 21st ed. – New York: McGraw-Hill, 2022. – 4120 p.
7. Кушаковский М.С. Ишемическая болезнь сердца. – СПб.: Питер, 2017. – 544 с.

8. Орипов А.М., Жураев Б.Й. Yurak ishemik kasalliklari. – T.: Ilm ziyo, 2016. – 452 б.
9. World Health Organization. Cardiovascular diseases (CVDs) fact sheet. – Geneva: WHO, 2023.
10. Thygensen K., Morrow D.A. Biomarkers in acute coronary syndromes. – Eur Heart J., 2019; 40(8): 1404–1416.
11. Jameson J., Fauci A., Kasper D. et al. Harrison's Manual of Medicine. – 21st ed. – McGraw Hill, 2022. – 1264 p.
12. ACC/AHA Guidelines for the Management of Patients with ST-Elevation Myocardial Infarction. – J Am Coll Cardiol., 2021; 77(18): 210–245.
13. Карамзин Ю.М. Дифференциальная диагностика в кардиологии. – М.: ГЭОТАР-Медиа, 2019. – 416 с.
14. Отахонов А.А., Алимов И.С. Klinik kardiologiya asoslari. – T.: Tafakkur, 2015. – 504 б.
15. Kumar P., Clark M. Clinical Medicine. – 10th ed. – Elsevier, 2020. – 1496 p.
16. Yusuf S., Reddy S., Ounpuu S., Anand S. Global burden of cardiovascular diseases. – Circulation, 2018; 104: 2746–2753.

17. Жураев А.Б. O‘tkir koronar sindrom tashxisida instrumental usullar. – T.: Tibbiot jurnali, 2020; №4: 22–28.
18. Zipes D.P., Libby P., Bonow R.O., Mann D.L. Braunwald’s Heart Disease. – 11th ed. – Philadelphia: Elsevier, 2019. – 1568 p.
19. ESC Guidelines for Non-ST Elevation Acute Coronary Syndromes. – Eur Heart J., 2020; 41: 185–208.
20. Goyal A., Mehta S. Acute coronary syndrome: epidemiology and risk factors. – Int J Cardiol., 2021; 322: 15–21.
21. Палеев Ф.Н., Сыркин А.Л. Кардиология: учебник для врачей. – М.: ГЭОТАР-Медиа, 2018. – 608 с.
22. Muratov A.R. Miokard infarkti va differensial diagnostika. – Samarqand: Zarafshon nashriyoti, 2016. – 328 б.
23. American Heart Association. Heart Disease and Stroke Statistics. – Circulation, 2022; 145: e153–e639.
24. Widimsky P., Wijns W. Invasive treatment strategies in acute coronary syndromes. – Eur Heart J., 2019; 40: 190–202.
25. Абдуллаева Д.М. Troponinlarning klinik ahamiyati. – T.: Tibbiy axborot jurnali, 2021; №2: 35–42.

26. Рябов В.В. Экстренная кардиология. – М.: Практика, 2017. – 512 с.
27. McMurray J., Sattar N. Prevention and management of acute coronary syndromes. – Lancet, 2021; 398(10303): 1235–1248.
28. Назаров Х.Ю. O‘tkir koronar sindrom: klinik tashxis va davolash. – T.: Fan va texnologiya, 2019. – 360 б.

MUNDARIJA

patologiyalar (pulmonar emboliya, aorta diseksiyasi, plevrit va b.) bilan differensial diagnostika qilish

3.3. Differensial diagnostika asosida tashxis qo'yish va davolash taktikasini belgilash

Xulosa

Foydalanilgan adabiyotlar ro'yxati

9 789369 085194

Printed at Repro India Ltd.